JN029340

職場での
カウンセリング

／心理職のための手引き／

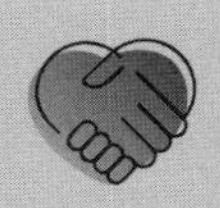

財津康司・池田　健●編著
冲永昌悟・亀野圭介・五十嵐沙織●著

岩崎学術出版社

はじめに

私は精神科医としてキャリアをスタートし，それから20数年が経過しました。現在は，午前中は都内にある心療内科のクリニックで診療し，午後は企業で産業医や顧問医として社員と面談し，夕方以降は私設のカウンセリングオフィスで自費のカウンセリングをしています。一日の大半が健康的な社員や企業経営者との面談で占められているのですが，学生時代に同期だった医師から，「君は苦労して医者になって，精神科の専門医の資格もとったのに，なぜ健康な社員と面談するのか。一体そのどこが面白いのか？」と聞かれたことがありました。私はどう反応しようかと迷いましたが，「治療で治せる人は全体のごく一部だから」と正直に答えた記憶があります。

振り返ってみると，社員の労働に対する考え方は大きく変わりつつあります。かつては，成果の有無に関係なく労働自体が尊いものと考えられ，長時間労働は美徳と捉えられてきました。近年社員の価値観は多様化し，ワークライフバランスを重視する社員が増えています。多くの社員は，健康的に働き，報酬や他者からの評価を得ながら各々の幸せを追求しているのです。そのような多様で際限のない個人個人の幸福追求への願望は，時に悩みや葛藤をもたらすこともあります。その結果，職場では不幸にも病気になってしまう社員もいますし，病気ではないもののストレスを抱えながら働く社員もたくさんいます。
しかし，現状の産業保健の実状を俯瞰で見ると，病気の社員への医療的なケアは過剰とも思えるほど普及したものの，社員の大多数である健康的な社員の不安や不満をサポートするカウンセリングは企業に浸透していません。したがって，職場で健康的な社員とのカウンセリングを経験したことのある心理職もきわめて少数です。さらに，経験したことのある心理職にとっても職場でのカウンセリングではクライエントの背景やカウンセリングの目的が異なるため，それに戸惑う方が少なくありません。病気の有無にかかわらず，社員が悩んでいることの多くは職場での個別具体的な人間関係の機微に関するものであり，心理学の教科書やカウンセリングの一般論はあまり役に立たない場面もあります。職場でのカウンセリングで求められているものは，実は本格的な心理療法ではなく，心理職との会話を通して，ちょっとした気づきやモチベーション回復のきっかけ，または「軽い癒やし」を提供することなのです。
その他の実務上の課題としては，心理職は会社の産業保健体制の中で活動するため，産業医や人事担当者と適切に連携をする必要があります。そのためには，産業医の職務や役割について理解を深めておかなければなりませんし，会社の人事制度や人事担当者の考え方についても把握しておかなければなりません。加えて，社員からの相談には，ハラスメントや退職勧奨など法律にかかわる相談も少なくないため，基本的な法律知識を備えておく必要があります。さらに，社員に精神疾患が疑われる場合には，心療内科や精神科への受診を促す必要があるのですが，社員を医療機関にうまく繋ぎ，医療機関やリハビリ施設と円滑に連携するには臨床医の考え方を熟知しておくことが必要です。このように，心理職が企業で活躍するには，カウンセリングへの考え方や他職種への理解を大きく広げる必要があるのです。

そこで本書は，職場で健康的な社員へのカウンセリングが十分に普及していない社会の実態をふまえ，心理職が労働分野で安心して活躍できるようになることを目的として企画されました。職場で働く社員の気持ちに寄り添いたいと希望する心理職にとっての羅針盤となるよう，実務家としての必要事項が網羅されています。私が執筆した第1～3章では，心理職が職場でのカウンセリングを行う際に参考としていただくために，様々な社員の声や実際のカウンセリングの事例を多数引用しています（事例の引用は，複数の社員とのカウンセリングにおける会話の内容を合成し，再構成したものです）。第4章以降では，産業医，人事担当者，企業内弁護士，診療に携わる精神科医がそれぞれ執筆を担当しました。少々先回りして述べますと，第4章以降を読まれた読者は「要は企業における心理職とは産業医の下請けではないか」「現状の管理体制が機能すれば十分であり，職場に心理職など不要なのではないか」「病気の治療は病院でやったほうがいいのではないか」などと誤解される方もいらっしゃるでしょう。しかし，実際の職場はそう簡単ではありません。職場や医療現場において様々な管理職や専門家が日夜社員のメンタルヘルス向上に注力しているにもかかわらず，それでも解決し難い心理的な問題が山積しています。特に社員の生産性やモチベーション向上に関しては，多くの企業で重要な課題になっていますが，そこに心理職の経験やスキルを活かすことができるのです。

これまで心理職は，医療，学校，災害支援など社会の様々な分野に活躍の場を広げてきました。ところが，残念なことに現在の日本の企業では日々社員の心に多様な悩みや葛藤が発生しているにもかかわらず，職場の中で働く心理職はごく少数です。本書を手がかりとして，一人でも多くの心理職が自信をもって労働分野に参入できるようになれば，著者としてこの上ない幸せです。最後に，本書の企画に初めから携わっていただいた前川千亜理様，加えて岩崎学術出版社の鈴木大輔様に感謝して結びとします。

財津 康司

職場でのカウンセリング——心理職のための手引き　目次

編著者一覧

財津 康司（ざいつ こうじ）
職種：精神科医
現職：広尾ストレスクリニック院長，Stress Labo広尾所長
執筆担当：はじめに，第1章，第2章，第3章

池田 健（いけだ たけし）
職種：精神科医
現職：池田クリニック院長，立教大学現代心理学部兼任講師，ほか
執筆担当：第7章，おわりに

執筆者一覧（掲載順）

冲永 昌悟（おきなが しょうご）
職種：産業医
現職：オリンピック・パラリンピック組織委員会専属産業医を経て，現在約30社の産業医として勤務。Stress Labo広尾副所長（医学博士）としてカウンセラー業務にも従事。
執筆担当：第4章

亀野 圭介（かめの けいすけ）
職種：企業内人事担当
現職：ミーレ・ジャパン株式会社人事部ディレクター
執筆担当：第5章

五十嵐 沙織（いからし さおり）
職種：弁護士
現職：広尾有栖川法律事務所代表，Stress Labo広尾リーガルアドバイザー
執筆担当：第6章

第1章

職場でカウンセリングが広まらなかった理由

財津康司

働き方改革のもと，企業では社員が健康的に働けるよう，さまざまな施策が講じられるようになりました。過重労働やハラスメントに関する理解は進み，経済産業省がすすめる健康経営優良法人の認定を目指す企業も増え，職場全体でのメンタルヘルスは一昔前と比較し大幅に改善したと言えます。その一方，個々の社員に個別的に活力やゆとりを与えうるはずのカウンセリングは，十分に普及しているとは言えません。そこで本章では，「心理職の誤解」と「会社側の誤解」と題して，心理職と会社側の間にどのような誤解や認識の溝が存在するのかについて述べ，これまで職場でカウンセリングが広まらなかった理由を解説いたします。

1．心理職の誤解

◆「企業にはメンタル不調者が多い」は誤解

•元気そうな社員だらけ

心理職の中には，企業には心が病んでいる人が多いと思っている方がいます。しかし，それは大間違いです。職場で働いている社員のほとんどは，業務に集中し，時間を効率的に使い，職務への意欲もそれなりに高いのです。私は，産業医として初めて実際の企業のオフィスに入った時，全員が黙々と働いている光景を見て，私自身の先入観が打ち崩されたかのような衝撃を受けました。かつて私は大学で心理学の講義を担当していましたが，教室の後ろ半分の学生は居眠りをしているかスマホを眺めているかでした。しかし，会社では勤務中に堂々と居眠りしている人は無論いません。また，産業医として心身の不調を訴える社員と面談をしても，クリニックで診察を受ける患者と比較して症状は軽いのです。面談で社員が話す内容は，仕事上の不平や不満であることが多く，それらは病的な訴えではありません（表1-1参照）。実際の職場には，病的所見がある社員はほとんどいないのです。それにもかかわらず，多くの心理職は企業にメンタル不調者が多いとの先入観から抜けられないのです。そのため，心理職は企業に着任すると，つい精神疾患の早期発見やメンタル不調者への対応に注力しがちで，社員のほとんどを占める健康な社員への支援に行き着かないのです。

◆「健康な社員は問題ない」は誤解

•健康であっても余裕はない

前述の通り，心理職が健康な社員に十分な関心をもっているとは言えません。一見元気そうに見える社員は，表1-1以外にも多

表 1-1　社員の不満とうつ病で頻出する訴え

	社員からの不満の例	うつ病の典型的な訴え
具体例	• 至急の仕事が多い • いつもバタバタしていて，話しかけづらい人がいる • よく話を聞かずに勘違いで怒られることがある • 部下が指示まちで率先した行動ができない • 同僚の本音が見えない • 上司の話が長い • 上司の指示内容が明確ではない • 感情的になり，大きな声を出す人がいる	• 睡眠が浅い • 気分の落ち込みが続く • 物事が億劫になった • 食欲がない • 体がだるい • 頭が働かない • 涙もろくなった • イライラする • 普段楽しめることが楽しめなくなった

様な不平不満をかかえています。それは給与，職位，業務内容，業務量，顧客対応，労務管理，会社の運営方針，職場環境などへの不満です。そのような個人的な負の感情が日々蓄積していくと，組織の活力低下，社員の離職，パワハラ，重大事故，社員間のトラブル，服務規定違反などの深刻な事態に至ることもあります。心理職はそのような一見健康とされる社員の問題について「仕事だから多少の不満はしょうがない」と割り切ってよいのでしょうか。

とある総合商社の40代の男性社員が私にこんなことを話してくれました。

> 「うちの会社では，真面目にやっていると，仕事が際限なく増えます。真面目に全部の仕事を受けていたら潰れてしまいます。だから，要領の良い人は，さりげなく，色々な理由をつけて，振られてくる仕事を断るようになります。会社のベテラン社員は，みんな仕事を断るのが上手です。結局，会社の管理職以上は，そういう忙しいふりをすることが上手な人，仕事を押しつけることが上手な人だらけですよ」

社員がこなすべき仕事は日々際限なく発生し，人材の採用も容易ではないため，多くの職場が人手不足に陥っています。そのような中，全ての管理職やベテラン社員がこの例のように仕事をうまく断る人ばかりではありません。しかし，社員の業務分担にこのようないびつな構図が少なからずあるために，健康そうに見える社員でも，真面目な性格ゆえに仕事が増えてしまって潰れそうになっている社員や，あるいは，要領良く仕事をこなしているように見えても実は疲労が蓄積しモチベーションの低下に悩んでいる社員が絶えないのです。

- **仕事を選り好みする社員がいる**

健康な社員で問題となることの一つは，内発的なモチベーションが低い社員らによる仕事の選り好みです。このことは業務量の多さとは関係なく発生しています。昇格や仕事の成果を目指す社員は，できるだけ定型的な雑用を避け，成果が出やすい業務に時間を割こうとします。時間ばかりかかる定型的な業務は上司から評価されにくいので，うまく他人に回す方が得策ともいえるでしょう。管理職でも仕事の選り好みをします。本来管理職は部下のモチベーションを高めたり，部下の成長を支援する役割を担っているにもかかわらず，部下に仕事を振るだけ振って，その後の進捗状況を確認しない管理職がたくさんいます。そのような上司は部下に指示することには積極的なのですが，部下の面倒をみることには消極的です。

企業の経営者や人事部も社員が仕事を選り好みすることを問題視しています。また，自分がやりたい仕事だけやって，陰で仕事をサボっている社員が一定数いることをよく把握しています。特に在宅勤務が広がってから，職務時間内で業務以外のことをしている社員が想像以上に多いようで，在宅勤務に否定的な会社は少なくありません。とある製薬会社の営業担当の社員は，「在宅勤務中はやることさえやれば，後はなんとでもなりますよ。オンライン会議は顔出しじゃないのでニュースサイトを見ています。暇な時は，動画配信サービスで朝から映画を見ています。在宅勤務の方が言われたことだけをやればいいので遥かに楽ですね」と言っていましたが，その皺寄せはどこにいくのでしょうか。

• 実はコミュニケーションに悩んでいる

職場では，ミーティングや社内イベント等でのコミュニケーションの機会のほか，メールやチャット等のツールを使って社員同士が容易にコミュニケーションを取りやすい環境が整備されています。多くの職場において社員同士のコミュニケーションは表面上は円滑であり，業務に支障が生じるようなことは滅多にありません。現代の職場で問題となっているのは，軽いコミュニケーション不足によるすれ違い（表 1-2 参照）が延々と放置されることなのです。

そのような社員間の軽いすれ違いは，どこにでも，誰にでも起こりうるものです。コミュニケーション上のトラブルとまでは言えない軽微な事象であるため，人事部や産業医が介入することはありません。一度のすれ違いであれば問題はないのでしょうが，それが何カ月も日常的に続くと，社員同士が関係断絶に至ること

表 1-2　職場で頻出するコミュニケーションへの不満

	コミュニケーションへの不満
具体例	• メールの返信が遅い • メールの真意が分かりにくい • 指示は後で出さず，最初に全て出して欲しい • どこまで細かく質問していいか分からない • 相手が忙しそうだから話しかけるタイミングが分からない • 上司の指示内容が曖昧 • 会話の前提の説明がない • 期限や優先順位を明示してくれない • 個別のメールで伝えるべきことを全体チャットで発言された • 勤務時間外にメールや電話がきた

は少なくありません。我慢を続けてメンタル不調になる社員もいます。特に，新型コロナウイルス感染症によってオンラインでのミーティングが増え，直接相手の顔が見えない会議や面談が増えた結果，些細なすれ違いが増えている印象があります。

◆「企業にはカウンセリングの希望者がたくさんいる」は誤解

• カウンセリングを知らない社員だらけ

カウンセリングは世間では誰もが知っている言葉ですが，多くの方は未経験です。そのため，カウンセリングの本質的な価値を社員に理解してもらうことは，非常に大変な作業となります。

私はかつて人事の方から「カウンセリングを1人10分でやってほしい」と言われたことがありますが，私は返す言葉がありませんでした。多くの心理職にとって1回30分の面接でも比較的短時間と感じるものでしょう。別の会社では，総務部長から真面目な声のトーンで「カウンセリングのKPI（Key Performance Indicator：重要業績評価指標〜業務を最終目標に向かって進める上での中間目標を意味する）はなんですか？　当社は全てKPIを意識した企画でないと会議で決裁が下りないのです」と言われたことがありました。これについても私は答えに困りました。人の心を多面的に扱うカウンセリングで特定のKPIに執着している心理職は少数でしょう。私は内心，非常識な質問だと感じましたが，あまりにも真面目な顔で聞いてくるので，「カウンセリングではKPIが複雑すぎて，普段は問題にしません」と応えたのですが，総務部長は納得していないご様子でした。

このように，企業ではカウンセリングの意義や内容についてほとんど知られていないので，心理職はカウンセリングについて社員に初歩的なところからわかりやすく説明することが求められています。心理職が受け身の姿勢ではなく積極的に情報発信しないと，企業でカウンセリングは浸透しないのです。

• 心理職に何を話せば良いのか

多くの社員にとって，初対面の相手に，会社への不満や愚痴のような話をしても良いのだろうかとためらいを感じるものです。その例として，私が以前勤務していた精神科の専門病院で経験したことをご紹介します。ある日，緊張した様子で私との初めての診察を終えた患者がいました。次回の外来の際に，「診察終了後，待合室で随分楽しそうに奥様と話をしていましたね」と話しかけると，「どこの病院に行っても，お医者さんや看護師さんを相手にすると，なぜか身構えてしまうのです。特に自分の個人的なことを人に話すことは苦手です。だから，先日は診察で言えなかった僕の会社の愚痴を全部妻に聞いてもらいました。妻はそれを気楽に受け答えしながら聞いてくれるのです」と応えてくれました。私は「その内容こそ私が聞きたいことなのですが，今日はそれから話してもらえませんか？」と伝えると，患者は「本当にいいのですか？」と喜んでいました。

• 社員はカウンセリングで何を聞かれるのか警戒している

心理職の方から，企業にはカウンセリングのニーズがたくさんあるはずなので，自分が企業に着任したらカウンセリングの希望者が多数いるだろうとの話もしばしば耳にしますが，それらは誤解です。企業内で心理職によるカウンセリングの希望者を募っても，エントリーする社員は極めて少数です。社員のメンタルヘルスに関する相談窓口を設置しても，実際に相談する社員はほとんどいません。

その原因の一つに社員が抱くカウンセリングへの警戒心が考えられます。カウンセリングで話したことが社内でどう扱われるのかについての詳細な説明がない状況では，社員はカウンセリングに踏み切ることはできません。相談窓口でも同様です。会社の相談窓口で相談した内容が，会社の管理職や人事部に全く知らされないはずはないだろうと思っている社員がほとんどなのです。

体調の悪さや精神状態について話すことをためらう社員もいます。心身の状態について相談すると，会社の上司や人事に伝えられ，会社内での評価が下がったり，信頼されなくなったりするのではないかと考える方もいます。特に，派遣社員や契約社員のように契約期間が決まっている社員は，次の契約更新の際に不利な材料とはならないだろうかと心配する方が少なくありません。私は，産業医として様々な会社の健康診断に関与してまいりましたが，「会社に健康情報が漏れると契約を切られる恐れがあるから健康診断は受けたくない」という社員がいまだにいらっしゃいます。心理職は面談初期において情報の取り扱いについて社員に説明し，社員にとっては不利益がないことを理解してもらうことが，面談をスムーズに進めるために大切なことなのです。

• 社員はカウンセラーや上司以外と相談している

金曜日の夕方にオフィス街の居酒屋に行くと，たくさんの社員がお酒を飲みながら職場での不満を話しています。話の聞き手は，同じ会社の気の合う社員たちです。どうやら，社員に好まれる相談相手は心理職ではないようです。もっとも，居酒屋での相談はお互い気軽に話し合える点では良いのですが，本音を安心して全て話せるわけではないため，居酒屋がカウンセリングのかわりになるわけではありません。しかし，それでも，一般の社員は職場で提供される無料のカウンセリングより，社外での気軽な会話の場を選ぶのです。私もお世話になった会社の方々と飲みにいくことがありますが，そこでの会話は職場とは比べものにならないぐらい活発です。社員にとって社外で会社の愚痴を話した方が気が楽なのでしょう。

私は心療内科のクリニックで診療していますが，そこでは職場でのストレスに悩む社員に対して，「ご家族とはどの程度相談していますか？」と聞くようにしています。そうすると，社員からは「妻からは，もう転職したらどうかと言われています」「両親に相談したら，そんな会社はすぐに辞めた方がいいと言われました」などの回答があり，社員が家族と職場での出来事について率直な意見交換をしていることが分かります。一方，「職場の上司とはどこまで相談できていますか？」と質問すると「上司は忙しいので，相談するタイミングがないです」「上司に軽いことを相談しにくいのです」「上司には相談していましたが，ある日逆に指導されてしまったことがあり，それ以来二度と相談したくないです」などの否定的な答えが多く，職場の上司には気楽に相談しにくいと感じている社員が多いのです。

• 単なる傾聴は健康な社員になじまない

心理職なら，カウンセリングにおいて傾聴がクライエントに有益な影響をもたらすことに異論はないでしょう。カウンセリングにおける傾聴は，教科書的には最も重要な技法であり，心理職にとっては基本中の基本ともいえます。しかし，職場では違います。職場で心理職が社員に対して傾聴の態度を貫くと，たまに痛い目に遭うでしょう。なぜなら，社員がカウンセリングを受ける場合，それが自発的なものではなく，人事や上司に勧められて半ば嫌々受けることもあるからです。その場合，社員はおつき合いで面談を受けているに過ぎませんので，目の前の心理職が何も言葉を発しないで意味深な表情で社員を見ていると，その社員は怒りに近い感情すら感じるものなのです。

私にも苦い経験があります。それは管理職や新入社員全員にカウンセリングを受けさせる会社を担当したときのことでした。私は面談の最初の時点で，社員にカウンセリングに何を期待しているのか質問すると，最初の一言は「別に特にありません」「正直，緊張しています」「なぜ人事が全員にカウンセリングを指示しているのか疑問でした」などのカウンセリングに消極的な答えが大多数でした。私はその瞬間，残りの時間をどうやり過ごせば良いのだろうかと途方に暮れたものです。他の心理職の場合も同様だったようです。

私は，職場で心理職からカウンセリングを受けた社員から，不満の声を多く耳にしています。その中で最も多いものが，「カウンセラーは頷きながら私の話を聞くだけで，本当は何を考えているか分からない。何も言われなかったし，自分にとって役に立った気がしない」というものです。カウンセリングの経験が乏しい社員は，心理職が自分の話を聞いてどう感じているのだろうか，なぜ心理職は私に意見や感想を言わないのだろうかなどと疑心暗鬼になりやすいのです。

- **カウンセリングによって疲れてしまう社員がいる**

カウンセリングへの不満の声として「話すことがないので疲れました」「あの空気感がきついですね」などもあります。

とある社員の言葉を引用します。

> 「僕は，職場のストレスはありますが，働いていく上で，ある程度ストレスがあることはしょうがないのかなと思っています。別に僕はそこまで心理職に僕のことを理解してもらおうと思っていません。ちょっと話ができればいいかなという程度の気持ちで臨んでいたのです。ところが，カウンセリングを受けたら，『何がストレスですか？』と職場のことを根掘り葉掘り聞かれました。心理職の先生は鋭い眼光でこちらを見つめるので，僕は何を喋ったら良いのか分かりませんでした。先生が一生懸命僕と向き合ってくれていることは分かるのですが，正直，僕はそこまで真剣な対応を求めていないのです。それで，カウンセリングの最後に先生から『上司に本音を素直に言えないことには，あなたの性格が絡んでいるのかもしれませんね』と言われました。僕は，どうしてたったの30分で，初対面の僕の性格がわかるのだろうと思いました。先生は僕のことを少し否定的に捉えたのかなと思います。もっと気持ちを発散できる場

だと思っていましたので，終わって正直疲れました」

この例における心理職と同様に，私にも失敗体験があります。当時私がカウンセリングしたのは真面目そうな40代男性社員でした。事前に人事から聞いた話では，その社員は時々体調不良を理由とした突発的な欠勤があるとのことでしたので，私は体調不良の原因に仕事上のストレスが関与しているのではないかと疑っていました。簡単な自己紹介の後，私が「今日のご相談はどのような内容でしょうか」と聞くと，その社員の方は，私の顔色を見ながらしばらく考えて，「転職してまだ3カ月ですが，新しい仕事に慣れないです」と話し始めました。そこで私は前職での職務内容や待遇を詳細にお聞きし，現在の職場との違いを整理しようとしました。そして，現在の職場ではどのような支援体制があるのか，社員自身が新しい環境に慣れるためにどのような努力をしているのか，その努力でうまくいっていることと，うまくいっていないことなどについて話してもらいました。予定通り30分の面談が終わって，社員に感想を聞いたところ，「色々とお話を聞いてくださって，ホッとしました」と感謝の言葉をいただきました。私自身も少しはお役に立てたのかなとその時は思いましたが，後になって後悔することになりました。その社員は，面談後，私との面談がいかに苦痛だったのかを仲の良い同僚に話していたのです。その不満を要約すると，「欠勤の原因は子どもの学校行事が絡んでおり，それほど体調は悪くなかった。カウンセリングは初めてで抵抗感があり，その場で何を聞かれるのだろうと不安だった。正直カウンセリングを受けたくなかったが，上司からの強い勧めで仕方なく受けてみたところ，会社に雇われた精神科医と名乗る人から真面目な質問を繰り返された。最初から違和感があったが，ついに面談の最後まで『実は悩みや相談したいことはありません』と正直に言えない雰囲気だった。医師とのやりとりは30分も続き，最後は非常に疲れてしまった」というものでした。私は，それならそうと，なぜ面談の最初に正直に言ってくれなかったのだろうと思いましたが，そもそも，社員の本音を最初に丁寧に聞かなかった私の対応が悪かったのです。

- **「強すぎる眼光」，「早すぎる了解」，「深すぎる洞察」は敬遠される**

心理職が職場で対応する社員は与えられた業務をきちんとこなしている方がほとんどで，心理職が普段カウンセリング機関や病院で接するクライエントと比べると遥かに健康度が高いと言えます。そのため，心理職は，普段の調子でカウンセリングをすると噛み合いません。噛み合わないポイントは3つです。1つ目は，心理職の眼光が強すぎることです。心理職は職務上，クライアントの一言から相手の心の大切な部分を捉えようとします。その真剣勝負の雰囲気が眼光の鋭さとして相手に圧迫感をもたらしているのです。2つ目は，心理職の社員への了解が早すぎることです。ベテランの心理職は，多数の方をカウンセリングしているため，1～2回面接すればクライエントの心のあり方を大まかにパターン分類できるものです。そのため，つい先回りして自分の見立てを相手に伝えがちです。通常のカウンセリングでは，心理職から示された見立てが苦難の中にあるクライエントに安心感や将来への一筋の光明をもたらすこともありますが，健康的な社員を相手にした場合，なぜそこまでの見立てが短時間で可能なのだろうかと思われてしまうのです。3つ目は，心理職の社員への洞察が深すぎることです。例えば，「あきらめることも時には必要かもしれませんね」という言葉は心理職にとってお馴染みの言葉ですが，健康的な社員にとっては，そのような心理職の深すぎる洞察は，自分のことを短絡的に決めつけられたと感じさせてしまうことが起こりうるのです。

・あいまいな問いかけに戸惑う社員がいる

20年以上前に私が大学病院の精神科で研修医をしていた頃，「精神科医は患者に対して診察の最初の一言をどのように切り出せばいいのか」について疑問に思ったので，指導医に相談したことがありました。すると指導医は私にこう教えてくれました。

> 「“今日はどうされましたか？”“どうですか？”ぐらいの曖昧で短い言葉がちょうどいいでしょう。面談で聞きたいことを明示しすぎると，かえって患者さんは話したいことを自由に話しにくくなるのです」

精神科医だけでなく，多くの心理職も「はい」「いいえ」で答えられない質問から面接を開始しています。病院で心理職から「どうですか？」と聞かれて「どうですかって，あなたは一体私に何を聞きたいのですか？」と聞き返すクライエントはいません。それは，クライエント側に心理職への信頼があるから実現していることなのです。しかし，カウンセリングに対して半信半疑の社員にはオープンクエスチョンは必ずしも通用しません。心理職は，カウンセリングの初期段階において，社員が簡単に答えやすい具体的な質問をするよう心がけるべきであり，特に，社会経験が乏しい若手社員との面談では注意が必要です。

・ベテランの心理職でも敬遠されることがある

心理職は，職場において悩みごとをかかえた社員とカウンセリングをする際，普通に話をするだけでも一定の心理的効果があります。しかしそれにもかかわらず，肩の力を抜いて普通に社員と話をすることは，経験の浅いカウンセラーにとっても，ベテランのカウンセラーにとっても，実は難しい課題なのです。

かつて私は大学で非常勤講師をしていた頃，心理学科の大学院生に，学生同士で模擬面談をしてもらったことがあります。学生を2人1組にして，ひとりにメンタル不調に陥った社員役，もうひとりに企業に雇われたカウンセラー役を演じてもらいました。当初私は，心理職を志す意欲の高い学生なのだから，30分程度の短い模擬面接なら簡単にいくだろうと楽観していました。しかし，学生たちは模擬面接が始まって15分もすると会話が続かなくなってしまったのです。カウンセラー役の学生は「質問はすぐに終わってしまい，その後，何を話せば良いのか分からなくなりました」と言い，社員役の学生は「真面目な質問だらけで，自分が自由に話せる雰囲気はなかった」と言うのです。つまりカウンセラー役の学生が必死に考えながら投げかけた質問は真面目すぎてユーモアやおおらかさがなく，しかも会話の間も悪かったため，社員役の学生は自由に話しづらかったのです。

ベテランの心理職にとっても同様です。ベテランともなると，ついいつものペースで，専門家らしく完璧な面接を遂行できてしまうのですが，その流暢な会話の流れが日常会話と乖離しているため，社員にとっては「下手なことを話してはいけない」「日本語に気をつけないといけない」などと緊張してしまい，時間とともに疲れてしまうのです。心理職が力を抜いて普通に話すことは，専門職であるからこそ，より難しくなるわけです。心理職が社員と面談する場合は，社員からカウンセリングを受けていると思われているようではまだまだです。社員から，「これがカウンセリングなのか？」，「ただの普通の会話じゃないか」と思われるぐらいで，実はちょうど良いのです。

2．会社側の誤解

◆「カウンセリングに効果はない」は誤解

• 効果の有無を問うこと自体がナンセンス

確かに，個々のカウンセリングに実証的な効果を期待することはできないのかもしれません。カウンセリングでは，気づきや共感を重視しますので，教育や業務指導の現場と違い，客観的な評価尺度をもって効果判定することは馴染みません。同じカウンセラーが複数の人に同じようなカウンセリングをしても，カウンセリングを受けた人の中にはそれを高く評価する人もいますし，それを全く評価しない人もいるでしょう。カウンセリングが社員にもたらす効果は多面的であり，例えば癒やしをもたらす良い面もあれば時間や費用がかかる悪い面もあるなど，一概には言えません。カウンセリングとは，対話や傾聴を軸に組み立てられた心理ケアの一つですが，その正体は捉え難いものです。そのことが，多くの会社でカウンセリングが有効活用されていない要因となっているのです。

• 効率重視の経営者こそカウンセリングを活用している

私のクリニックでは，多くの経営者の方がカウンセリングを自費で利用しています。その方々の話によると，「会社では，社員に本音を話すと『社長，今の時代，それはパワハラですよ』とたしなめられるから，安心して話ができません。クリニックだとなんでも話せるのでありがたいです」「人の気持ちは本当に難しいです。信頼していた従業員が私を裏切るようなことをしたり，大事に育ててきた社員が突然辞めたりするなど，会社ではショックなことが多いです。社員のメンタルヘルスについても，色々相談したいです」などの声が聞かれます。カウンセリングを利用する経営者の中で，医学的な効果を期待している方は少数で，ほとんどの経営者はクリニックを気軽に安心して話せる場としてある意味合理的に活用しているのです。

- 「効果」ではなく「必要」だから提供されるもの

社員がモチベーションを維持して働くためには何らかの会話が必要であることに異論はないでしょう。新入社員が会社に馴染もうとする時，社員が新しい業務を担当した時，仕事上でトラブルが発生した時，上司からの評価に納得がいかない時，希望しない部署に異動を命じられた時など，会話が必要な状況を挙げればキリがありません（表1-3）。ところが，社員同士で考え方，知識量，経験値，性格などが大きく異なる場合，お互い腹を割って話し合うことが難しくなります。一旦会話がなくなってくると，会話をすることへの抵抗感がさらに強くなり，同じ職場にいても関係が疎遠になり，お互いがお互いを拒絶するようになります。その結果，社員がメンタル不調に陥る場合もあります。そのような場合，コミュニケーション能力に長けたプロの心理職なら，当事者双方に対して安心して話せる場を提供することが可能です。

また，他者から肯定されることも健康的に働くために必要なことです。特に努力を続けても成果がでないときや失敗をして自信を失ったときなどには，他者から肯定されることがモチベーションの維持や回復のために重要となります（表1-4）。職場では，仕事ができる社員や実績をあげた社員に関心が集中しがちであるた

表1-3　会話が必要な状況の例

	会話が必要な状況
具体例	•社員同士で考え方や価値観が違う時 •上司の指導内容が理解できない時（能力や経験の差） •社員が経験したことがない新しい業務を担当する時 •社員が新しい職場環境に着任した時 •社員が新しいアイデアを生み出す必要がある時 •仕事のストレスが溜まった時

表1-4　肯定されることが必要な状況の例

	肯定されることが必要な状況
具体例	• 自分の能力，人柄，過去の実績が否定された時 • 目の前の仕事をこなすことに自信を失った時 • 成果は出ていないが，努力を積み重ねている時 • 新しい環境に入ってストレスを感じている時 • 解決策を模索している時 • 新しいアイデアを出そうとしているが，そのきっかけもない時

め，努力を続けていても成果が出ていないときには，上司や同僚からのポジティブな評価は期待できません。他者から肯定されない期間が長く続いたことにより，モチベーションや自己肯定感が低下し，退職を考える社員も少なくないのです。このように，モチベーションや自己肯定感が低下した場合には，カウンセリングを受けることが必要となるのです。

• 成長するためにカウンセリングが必要

社員が成長していくには他者から十分に肯定されることが必要です。成長するには，成果が出ていなくても，一定期間努力を継続しなければなりません。そのような苦しい局面では，自己評価や自己肯定感が低下しがちになりますが，他者から「頑張っているね」「君ならできるよ」などと声をかけられるだけで，社員はずいぶん救われるものです。

部下の育成に秀でた管理職の方からほめ方のコツを教えてもらったことがあります。

> 「部下をほめるときは，業績よりも，部下が意識して頑張っているわけではないけれど自然と達成できていることを，意図的に強調してほめるようにしています。逆に業績が良い部下をほめても，すでに部下は自分のことを自分でほめているので，意味がないのです」

社員が成長するためには，自分の長所を理解し，努力を継続することが重要です。カウンセリングの場が自分では気づけなかった強みに気づくきっかけになることもありますので，カウンセリングは社員の成長にとって必要な場合もあるのです。

• 陰で孤立する社員にはカウンセリングが必要

最近の社員の動向として，良くも悪くも上司と深い人間関係を結ばず，個の自由や自律性を大切にしながら働いている方が増えている印象があります。そのような社員の中には，非常に高い能力とスキルをもって会社に貢献し続けたり，転職したり独立して活躍する方もいます。一方で，職場での基本的なタスクをうまくこなせない中，上司にも相談しづらい状況が続き，悩みを深める社員もいます。後者の社員が職場で不安や葛藤を溜めがちであることは容易に想像がつくと思うのですが，前者の中にも在職中に周囲に対して強いフラストレーションを抱き，カウンセリングの場で深刻な悩みや会社への不満を打ち明ける社員もいます。いずれにしても現代の社員は，周囲から見て順調そうであっても，内心孤立感を感じているのではないか，と疑い，カウンセリングの必要性について検討することが大切です。

• いつでもカウンセリングを受けられることが重要

カウンセリングに理解のある上場企業の経営者から直接聞いた言葉をご紹介したいと思います。

> 「農作物を育てるには農業用水が必要ですよね。農業用水は飲み水のようにきれいな水でなくても大丈夫ですが，水の供給が欠乏してしまうと農作物は数日で枯れてしまいます。社内のコミュニケーションも農業用水と同様です。会話の“質”や“量”が問題ではなく，“会話の欠乏を避けること”が課題なのです。業績や労務管理が悪い部署だと，農地で言えば干ばつのように水（会話）がなくなります。すぐに，多量の水（会話）が

> 必要ですが，そこに心理職がいると一つの井戸ができるのです。そうすると，今度は周りの社員が自ら井戸を掘るようになるのです」

このように心理職によるカウンセリングは，社員全員にとって毎日大量に必要なものではありませんし，希望しない人に無理やり押しつけても時間の無駄です。それよりも，全ての社員がコミュニケーション不足で困らないようにすることが大切なのです。企業においては，心理職は会話の輪から孤立してしまった社員や話したいことがあるのに話す相手が見つからない方々を支えることをまず最初に目指すべきでしょう。そのような困った状況にある社員は，心理職から社員へ供給される会話が，効果の大小など気にすることが無意味なくらい貴重なものと感じられるはずです。つまりカウンセリングとは水や電気などのライフラインと同様に，過剰には必要ないものの，ないと困るようなものなのです。

◆「当社はメンタル不調者が少なく，社員間のコミュニケーションにも問題はない」は誤解

• メンタル不調者の数だけが問題ではない

私は産業医や顧問医として企業に着任するとき，経営者とお話しをさせていただくことがあります。私の経験上，そのような意見交換の場を設けてくださる経営者は企業の中でおよそ1割程度ですが，そのような産業保健に関心や理解がある経営者でも，「我が社は，メンタル不調者は少ないですよ」「メンタルで休職している人は，たしか1人しかいません」などと言います。詳細を聞くとその経営者の言葉の背景にあるのは，メンタル不調者イコール心療内科に通院している人または休職者という認識です。そうなると当然「我が社に心理職やカウンセリングは不要」と考えられがちです。しかし，心療内科に通院している社員の数や休

職者の割合を企業全体のメンタルヘルスの指標とすることには問題があります。

多くの企業では精神疾患の早期発見や予防のために，社員が何か不調を訴えた場合は早めに専門医を受診するよう促す傾向が強まっています。特にストレスチェックが導入されて以降，職場の産業医や保健師が社員に早めに受診を勧める事例が増えているように思われます。そのため，社員が通院しているからといって，必ずしも強いメンタル不調をきたしているとは限りません。また，復職支援が手厚く社員が抵抗感なく病気休職できる会社では社員は早めに休職できますが，休職中や復職後の待遇が十分に保障されていない会社や正社員の割合が低い会社では，メンタル不調となっても無理をして勤務を継続する社員が少なくありません。そのため，休職していないからといって必ずしも健康的な社員といえるわけではないのです。このように，メンタルヘルスの実態を通院者数や休職者数から推測することには限界や誤りがあるのです。

- **コミュニケーションの中身に問題が潜んでいる**

通常，活発なコミュニケーションがあるということは，良好な関係性を意味するものですが，現代の職場では，社員同士の会話やSNSでのやりとりは活発であるにもかかわらず，社員の一人一人が他者から認められていると感じていないケースは意外と多いようです。とある会社の営業チームの事例をご紹介します。

チーム内の社員は一人一人営業目標を課されていました。営業は主に電話やメールを使って，契約の成約数を伸ばしていくわけですが，業務自体は個人単位で完結します。契約を取ったら，別の営業チームが担当します。チームのマネージャーは，チームメンバーの業務量を管理したり，業務上の助言や指導をしたり，トラブル対応を助けています。チームメンバー同士の風通しは良く，誰とでも気軽に話せる環境はありました。しかし，個々の社員は自分が会社や同僚から肯定的に評価されている感覚がないと言うのです。誰が何件成約しているかは分かりませんが，自分の上司であるマネージャーからは，自分がチーム内で契約数が何位であるかフィードバックされます。このチームは配属後３年もすると，モチベーションが低下していく方が続出しました。成績だけを求められて，それを追いかける日々に疲れたという訴えが多く，誰にも相談せず，退職する人がほとんどでした。

この会社の例では，営業成績を主な評価対象とする評価方法に問題があるように思われますが，それだけではありません。社員同士で会話はあるけれど，話をしても相手から肯定された感覚がないことも大きな問題なのです。表面上コミュニケーションが活発であったとしても，社員同士がお互い肯定的な態度で会話がなされているのかどうかについて，会社側がより多くの関心をもつとよいのです。

第 2 章

心理職が職場でやるべきこと

財津康司

第１章において，心理職と会社側の双方がどのような誤解をいだいているのかを解説し，両者の間にどのような認識の溝が存在するのかについて整理しました。本章では，心理職が会社側から期待されている役割について述べてまいります。

現在では企業における心理職の雇用実績自体が少なく，各職場においては心理職の活用方法については手探りの段階です。また，現状の心理職の業務内容が職場の実情やニーズと合致していないことも多く，企業側の満足度も高くありません。そのため，心理職は自らが社内でどのような役割を担うことができるかについて提案しながら，会社側の真のニーズを探っていく姿勢が求められています。本章の内容は全ての企業にあてはまるものではなく，一つの指針としてご理解いただけたらと思います。

1．健康な社員にも働きかける

心理職は，健康な社員にも安心してカウンセリングを利用してもらうため，会社側に健康な社員に対するカウンセリングの有用性について理解をしてもらうことが重要です。

第1章で述べたとおり，職場で働く社員のほとんどは健康で治療を必要としない社員であり，心理職は，精神疾患を抱えながら勤務している社員を支援することはもちろん，健康的な社員のモチベーション向上に寄与することが期待されています。健康な社員でも，同僚による仕事の押しつけや仕事の選り好みによってモチベーションが低下している社員もいます。心理職は，そのような社員の主体性や自己肯定感を高め，社員同士の健全な連帯感を向上させられるようにアプローチすることが求められています。そこで心理職は，社員から「自分が遅くまで仕事をしているから，彼らのワークライフバランスを保てている」「上司の方が楽をしている」「僕も時短勤務だったらいいな」「なぜ私だけがいつも電話を取らないといけないのか」などの不満の声を聞いたら，さりげなくカウンセリングを勧めてみましょう。

また，心理職は，社員同士で活発にコミュニケーションが取れているからといって社員間のコミュニケーションに問題がないわけではないことを，会社側に理解してもらうことが大切です。特に，社員の不満や葛藤が軽度であっても，それが朝から夜まで毎日続くと，社員の健康やモチベーションに深刻な影響をもたらしうることは強調すべきでしょう。そのため，精神疾患の早期発見だけに関心をもつのではなく，できるだけ多くの社員にカウンセリングを勧め，心の健康やモチベーションについて関心をもってもらうよう努めましょう。また，社員が気軽にカウンセリングを受けられるようにするには，会社側からの支援が不可欠です。心理職が会社側からの支援を得るには，まず心理職の顔と名前を知ってもらうことからはじめなければなりません。多くの会社で，ストレスチェックは会社全体のメンタルヘルスを議論するきっかけになっていますので，可能ならば衛生委員会に参加し，人事部や経営者と顔なじみになると良いでしょう。

2．社員が満足できるカウンセリングを提供する

◆肯定的態度を示す

心理職による専門性の押し売り的なカウンセリングやひたすら傾聴に徹する定型的なカウンセリングは，健康で治療を求めていない社員からは支持されません。また，企業ではお試し感覚でカウンセリングを受ける社員も少なくないため，心理職が本格的なカウンセリングを行おうとしても，その思いが空振りに終わることが多々あります。また，職場でのカウンセリングでは，社員は心身ともに健康的で心のバランスも整っている方が多いので，セラピストは中立性を保つことよりも，社員が話しやすいよう肯定的な姿勢で臨むことが基本となります。そして，一般のカウンセリングよりも一層，友人や家族との会話のように，社員に対して信頼感や肯定的態度を示すことが重要なのです。

私は，あるベテラン男性社員が高級な腕時計をしているのを見て，「素敵な時計ですね」と声をかけたことがあります。声をかけられた社員は，自分のことを肯定された気持ちになったのか上機嫌に「先生も時計が好きなのですか？」と返してくれました。その後の会話は非常に円滑になったことは言うまでもありません。人は些細なことでも自分のことを肯定的に受け止めてくれる人に心を開くものです。心理職は，傾聴の効果を過信せず，積極的に肯定的な言葉やほめ言葉をかけることを意識しましょう。

◆最初にニーズを探ること

一般のカウンセリングは，クライエントがサービス内容と費用を理解したうえで，カウンセリングを自発的に希望することによって開始されます。そのため，セラピスト（支援者）とクライエント（被支援者）の関係性が最初から成立しています。しかし，企業におけるカウンセリングはそれとは大きく異なります。特に，企業にカウンセリングサービスが初めて導入された直後は，心理職は，会社全体に対してカウンセリングとは何かについてゼロからわかりやすく発信することが必要です。

実際のカウンセリングでは，カウンセリングに関して十分な理解がなく，カウンセリングを受けるメリットについて半信半疑で面談に来た社員に，カウンセリング終了後に「話して良かった」と思ってもらえるかどうかが勝負なのです。そのために重要なことは，社員が傾聴を求めているのか，求めていないのなら何を求めているのかを早い段階で明確化することです。まずは簡潔で構いませんので，自己紹介と個人情報の取り扱いについての説明をしましょう。その後は面談を希望した理由を聞き，面談の方向性について社員と意見交換をしましょう。そして，カウンセリングが進む中で「そこを詳しく話してもらえませんか？」「それについてじっくり聞きたいです」などと伝えると社員が話しやすくなります。そこから徐々に傾聴的なスタンスに移行すると良いでしょう。

◆相互肯定感を常に意識する

社員のカウンセリングへの満足感を考える上で，心理職が社員のニーズに応えようとし，社員がその姿勢を好感するという関係性が成立していることが極めて重要になります。本書では，双方がお互いに相手を肯定していることを「**相互肯定**」と言い，相互肯定が実現できているだろうという感覚を「**相互肯定感**」と言うことにします。相互肯定感とは，簡単にいえば，雨の日に傘を持っていない友人に傘を貸そうかと言ったら，友人が喜んで感謝してくれた時のような感覚です。心理職と社員が初めて会った時は，相互肯定感はお互いゼロに近いわけですが，その後，心理職からのアプローチによって，社員が心理職との間で相互肯定感を感じる段階になると，社員の心の緊張は緩和し，話しやすい雰囲気となります（図 2-1 参照）。相互肯定感は，職場における心理的支援の初期段階や，面談継続中に心理職と社員との間の信頼関係が低下した際などにおいて，特に重要となります。詳細は第 3 章の「3. 面談の始め方」「4. 面談開始時のケーススタディ」で解説いたします。

3. 率先して社員と雑談する

◆職場での雑談は難しくない

まず，雑談とはどのようなものでしょうか。雑談とはとりとめのない雑多な会話のことであり，雑談でお互いの心の機微に触れやすいため，相互理解を深める効果があります。また，話題を決めずに自由に話すことで気づきや癒しをもたらす効果も期待できます。雑談が苦手という社員は意外に多いもので，最近では雑談

お互いを肯定できていないことを確認する
お互いの立場や意向を理解する
面談の進め方を相手に提案
双方が面談の進め方に同意
話しやすい雰囲気になる

図 2-1　面談初期における相互肯定感獲得のプロセス

のスキルに関する書籍も多数出版されています。そのような書籍に書かれている内容は，それはそれで有効ではあると思うのですが，職場における雑談は初対面の方との心理的距離を縮めるための雑談とは異なります。職場における雑談の特徴は，お互いに業務のことで肯定しあっていれば，会話のスキルがなくとも容易に成立するということです。

ある外資系企業に勤める社員から聞いた話を紹介します。

> 「僕は高校の頃，アメリカの田舎の高校に留学し，周りに日本人がいない環境で，学校の授業にもうまくついていけませんでした。しかし，孤立していたかというと，そうではありませんでした。僕はサッカーが得意で，学校のサッカー部に入り，活躍していました。サッカー部では，周りのアメリカ人が僕のことを尊重してくれるので，英語力のない僕でも自然と雑談ができました。特に，ナイスアシストをした時は，試合が終わった後の雑談は盛り上がったものです」

このように，語学力の差や文化的背景の違いがあっても，お互いの優れているところを認め合えていれば雑談は発生します。雑談は，お互いを肯定し，信頼し合っている関係性と表裏一体であると言えるでしょう。

◆雑談は信頼から生まれる

私は雑談が苦手であるという社員から，どうしたら雑談が上手になるのか相談されたことがあります。私は，「雑談は，お互いがお互いを肯定し合う前提で成り立っています。敵対している関係性では雑談は発生しません。相思相愛とまではいかなくても，相手を少しでも信頼し，肯定的に見なすことで，自然と雑談ができるのです。まずは，相手の人がどんな人であろうとも，信頼できる人と仮定して話すことはできそうですか？」と聞いてみたところ，「私は相手のことをいい人とか悪い人とか仮定して話したことは一度もありません。そもそも，会社や会社の社員を心から肯定できないです。友達や家族とは普通に雑談ができます」とのことでした。この社員の場合，雑談が苦手であることの背景に，会社や社員との信頼関係に問題があるようです。

ある社員から聞いた話を紹介します。その社員は高級外車を売っているセールスマンです。初めてきたお客さんにどう商談をしているかを教えてもらいました。

> 「うちの車はすべて1,000万円以上します。しかし，お客様は，車のスペックについて詳細な説明を求めていません。車に乗って，セールスマンと雑談して，フィーリングが合えば，パッとためらいもなく，その場で買っちゃうのです。そんな彼らと会話する時，僕はいつもお客様の職業・年齢・見た目などを無視して，お客様は素晴らしい人に違いないと信頼して接するようにしています。そして普段から楽しい生活を送っているだろうと想像しながら話題を選んでいます。そのポジティブな信頼や想像がお客様にも伝わるので，楽しい雰囲気で雑談ができるのです。高級車を売る場合は，真面目な商談や購買層の分析は必要ありません。目の前のお客様をただ信頼するだけで良いのです」

このセールスマンのように，お互いが話しやすい会話をするには，お互いのことを知り合っていなくても，相手を信頼し，肯定的な想像をすることで十分なのです。私が研修医の頃の指導医は「患者と話す時は最初から病気を疑うな。まずは健康を疑え。それが人を診るということだ」と教えてくださいました。指導医はこのセールスマンと同じような発想だったのかもしれません。

◆まずは心理職が雑談をもちかける

心理職は，社員が雑談しにくいと感じている職場に着任したら，職場全体を一気に変えようとするのではなく，まず自分自身が一人ひとりの社員と雑談をし，その楽しさを感じてもらうことから始めましょう。一般のカウンセリングでは決められた以外の時間や場所で相談者と会話をすることは好ましいこととはされていません。しかし，職場でのカウンセリングは，一般のカウンセリングとは異なります。心理職が社員と気軽に雑談しても，社員が混乱したり逸脱した反応を示すことはまずありませんので，安心して社員と雑談をしましょう。たとえ1～2分の雑談でも社員の心はほぐされ，社員はリラックスできるものです。また，会社や部署が主催する会食やイベントに誘われた際は積極的に参加して，様々な社員と交流の輪を広げると良いでしょう。

4．中核的な実務内容と相談例の解説

◆社員からの相談にこたえる

職場での心理職の中核的な実務内容は，病気でもなく，明確なハラスメントでもなく，誰に相談しても解決しないような微妙な問題や葛藤を抱える社員への相談対応です。当然ですが，病気のことは医療機関に，職場での健康上の配慮については産業医に，ハラスメントや不当解雇など法律が絡む問題は法律事務所や労働問題を扱う役所に相談します。心理職は，社員からの相談を引き受ける際，自分が引き受けて良い問題なのか，他の専門家を紹介した方が良い問題なのかを判別し，それを社員に的確に説明することが求められているのです。

心理職の具体的な業務内容は，会社側からの要望や会社との契

約内容によって異なります。正社員として雇用されている心理職の場合は，カウンセリング以外の業務，例えば衛生委員会やストレスチェックに関する事務作業に従事することもあります。雇用契約ではなく業務委託契約の場合は，具体的な業務内容が契約書に明記されていますので，それに沿って仕事をすることになります。そして，雇用形態や契約内容にかかわらず，心理職が職場から期待されている最も重要な業務は社員とのカウンセリングです。そこで，社員からどのようなカウンセリングの依頼が多いのかについて，私の経験を踏まえて整理したいと思います。

◆心の機微にかかわる相談が多い

私は，クリニックや企業の中で会社で働く社員の方々とのカウンセリングを数多く担当してきました。社員からの相談で多いのは，「モチベーション低下の背景を知りたい」「人間関係に関する相談をしたい」「（主に経営者から）愚痴の聞き役になってほしい」の3つです。モチベーション低下は，会社を休む必要はなく普通に業務ができるほど軽度のもので，人間関係についてもハラスメントの疑いすらない事例がほとんどです。つまり，私の元に相談にいらっしゃる社員の相談の特徴は，外形的には大きな問題はないけれど，本人は深く悩んでいるという特徴があります。そして，そのような悩みは，原因をインターネットで調べても原因がはっきりせず，専門家に相談しても特効薬がないものばかりで，心の機微にかかわる繊細な悩みとも言えます。

以下では，会社で頻出する相談内容とカウンセリングをする際のポイントについて解説いたします。

■相談例①　仕事はできているがモチベーションが湧かない

職場で仕事を順調にこなしているけれど，モチベーションの低下や満足感がないことに悩んでいる社員は増えてきているように感じられます。そこで，とある社員（IT企業のマーケティング部に所属する30代の管理職）をカウンセリングした際のやり取りを紹介します。

「現在，職場ではマーケティングの部署の部門長をしています。僕は，大企業での実務経験がある優秀な部下をうまく使って，会社に貢献することが求められています。僕は彼らと仕事をやっていると，最初は勉強になるので好意的に受け止めていたのですが，だんだん，自分の知識不足から，自己嫌悪のような感情を感じるようになりました。僕は本当に会社に必要な存在なのだろうか，と思うようになってしまったのです。大企業から中途で入ってきた人たちは，言い方が，どこか冷めているのです。淡々と「それは違いますよね」と言うのです。そう言われると，落ち込みます。僕は管理職なので，部下の業務の進捗管理をすれば良いのですが，それはちゃんとできています。自社のサービスが優れているので売り上げが伸びている面があり，マーケティング部として会社のブランディングに貢献できているかは分かりません。社歴が長いからか，僕は若くして管理職なのですが，正直，平社員に戻りたいくらいですし，しばらく会社を休んでもいいかな，と思います」

この社員は順調に仕事をこなしており，実績もあります。また，大手企業でマーケティングの実務経験を積んだ部下からの否定的な言葉についても，内容は妥当であると納得しています。また，周りの社員から見ても悩んでいるようには見えず，モチベーションは下がっているものの，うつ病や適応障害とは言えないため，心療内科にかかっても経過観察とされるだけです。職場の同僚に相談しても，贅沢な悩みだと言われたそうで，状況は進展しませんでした。彼は，私とのカウンセリングの中で「話してもどうなるわけではないですが」と前置きしながら，たくさんのことを話してくださいました。その後，彼は社員数が10名程度のベンチャー企業に転職し，現在は高いモチベーションを保っています。

もう一人の例を挙げます。この社員は商社に勤める20代後半の女性で，育休後のモチベーション低下を訴えてカウンセリングを受けました。

「育休を取る前は，海外出張が月に1回ぐらいあり，アジアやヨーロッパの国で通信インフラのプロジェクトを担当していました。育休明けは，10時から16時までの時短勤務となり，業務内容は会社の投資先の内部統制に関する業務になりました。業績は案件数で評価されるため，私の評価は当然下がりました。在宅勤務で対応できるので，育児は楽なのですが，やりがいはいまいちです。ベビーシッターを雇って，私がフルタイムで働くことを考えましたが，子どもの成長を考えると，それもどうかとためらっています。業務自体は上司の期待通りにこなしています。体調もいいです。でも，今後どうしようかな，と迷っています。しばらくは我慢なのかな，と思うのですが，モチベーションは全く上がりません」

この社員は，実務を順調にこなしているため，上司に相談しても当たり障りのない助言のみでした。体調については全く問題がないため，医療機関を受診する必要性はありませんでした。自分の状況を分析しても，現状以上に望ましい働き方はなく，モチベーションが低いことについても，仕事を我慢してこなすか，チャンスがあればもっと良い会社に転職しようぐらいの発想しか思い浮かばなかったのです。私とのカウンセリングで，「これは誰かに話しても解決策はないですが，」と前置きした上で，会社や家庭の話などを私にしてくださいました。その後，その女性社員はお子様が小学校１年生になったタイミングで部署異動となり，海外赴任となりました。

２人の社員の例に共通することは，体調不良や解決すべき課題はないけれど，ただ気持ちが前向きにならないということです。

解　説

心理職の対応で重要なことは，社員の解決し難い葛藤について様々な角度からじっくりと検討することであり，勤怠が乱れていない段階で，モチベーション低下を安易に病気の症状と捉えないことです。相談例で挙げられたモチベーション低下は，キャリアへの高い意欲を背景にしていると考えられるため，面談では，相談者はどんな仕事をしたいのか，どのような働き方を希望しているのか，それを実現するにはどのような手段があると考えているのかなどを明確にした上で，その実行を妨げている要因について語ってもらうと良いでしょう。そうすることで相談者が自分のモチベーションが低いことに納得できるようになります。そして，そのうちふと自らが進むべき方向性を見出すことができるようになるものです。

■相談例②　会話はあるが部署で孤立している

職場で孤立しているというと，社員に仕事を円滑にこなすだけの能力がなく，他の社員に迷惑をかけている社員だろうと想像するかも知れませんが，意外にもそのような社員は少数です。むしろ多いのは，与えられた仕事もきちんとこなし，業務上の報告，連絡，相談もしっかりとできているのに，孤立感を感じている社員です。ある社員（40代男性，製薬会社に勤務）を例にご説明します。

「私が所属していた前の部署は上司が部下の自主性を尊重するタイプで，部内の風通しがよく，誰もが自由に発言できるカルチャーがありました。しかし，部署が変わってから職場で働きにくくなりました。今の部署の上司は，自分の考えを部下に無理やり押し通そうとする傾向があります。上司の考えを忠実に実行できる人が評価される傾向があり，私が会社にとって良かれと思って提案したことも，上司が承認しそうにない場合は，誰も賛成してくれません。会議で粘り強く主張しても良いのですが，だんだんそうすることが無意味に感じられるようになりました。部署の社員はベテランが多く，仕事上のコミュニケーションはしっかりしています。そこは救いなのですが，部署の雰囲気についていけないというのが正直な気持ちです」

この男性社員は，職場でコミュニケーションはできているにもかかわらず，部署内で仕事に対する姿勢の違いを感じてしまい，孤立感を感じるようになりました。上司はとても仕事ができる方で，部署全体としては仕事がうまく回っています。部下の人たちも上司にうまく適応し，上司を中心としたチームワークができていたのです。男性社員は，きちんと仕事はできていましたが，上司にも同僚にも，部署に馴染めないことを相談できませんでした。そして私に対して「わがままに聞こえるから，部署内で本音をだんだん言えなくなってきました」と語っていました。

解　説

相談例においては，上司のあり方が問題となっていますが，問題は上司だけでなく，他の同僚が上司を良きリーダーとしてフォローしているところに，この社員の孤立の原因があるようです。そのため，心理職は，この社員にとっての理想のリーダー像を理解し，現実の上司とのギャップを明確にすることが大切です。その上で，社員が上司の思考パターンを理解できているかが重要となります。上司は全体を一度に処理する同時処理が得意なのか，一つのプロセスが完了してから次のプロセスを考える継次処理が得意なのかについても，カウンセリングの中で整理できると良いでしょう。そうすることで，社員の自己肯定感が回復することも期待できます。

■相談例③　上司を気遣って相談しにくい

職場において部下が上司に気を遣うことは，ある程度は必要なことでしょう。しかし，それが行き過ぎると，萎縮しすぎて，相談すべきことも相談できなくなってしまいます。

新入社員（広告代理店に勤める20代女性，入社5カ月目）からのご相談を例にご説明します。

「私は入社4カ月目に広告営業の部署に配属されました。クライアントに広告の案を提案し，採用されればクライアントが要望する広告を企画・制作します。最初は上司と二人で担当していたのですが，その後一人で任されるようになりました。上司から『何かあったら，気軽に相談するように』と言われていましたが，上司は多くのクライアントを抱え，スケジュールを見てもいつも会議が入っていたため，簡単に相談しにくい状況でした。合間を見て相談したところ，『まずはクライアントのことを第一に考えたらいいのです。クライアント企業の購買層を分析してみたらどうでしょうか』と言ってくれました。私は購買層の分析と言われても，具体的に何をすればいいのか分かりませんでしたが，その場で何か質問することもできませんでした。数日間，仕事に手がつかず焦っていたところ，上司から進捗を報告するように言われたのですが，『今，クライアントからの返事待ちです』と嘘をついてしまいました。その後，同

期の同僚に相談したところ，ある程度のことを教えてくれました。そのアドバイス通りに仕事を進めて上司に相談しましたが，間違っていたところを指摘するだけで，全体の仕事の流れは教えてくれませんでした。そのような日々が続く中，私は会社のパソコンを開くのが怖くなってきました。上司からのメールがまた自分に来るのではないかと不安でした。在宅勤務の日は，朝からやる気が起こらず，今更相談することもできず，悶々としながら仕事とは関係ないウェブサイトを見て過ごすことが多くなってきました」

このケースでは，上司は新入社員に自発的に問題を解決しながら成長することを期待していましたが，新入社員はそれを過度に受け止めてしまい，上司とのコミュニケーションが苦痛と感じるようになってしまいました。一方，上司は，自分の指導に問題があるとは考えていませんでした。おそらく，新入社員から1から10まで教えてほしいと正直に言われていたら，異なる対応をとっていたでしょう。新入社員は，上司にどの程度頼っていいのかがわからなかったことを不満に挙げていました。その後，私との面談からしばらくしてから，その新入社員は上司は何を聞いても優しく答えてくれる人であることを知ることになったのです。

解説

心理職は，相談例の社員が上司に遠慮している姿だけを見て，この社員は自己抑制が強い神経症圏，すなわちストレスを抱えやすくうつ病や適応障害にかかりやすいタイプであり，誰に対しても自己主張や自己開示が苦手であるなどと判断してはいけません。実際の職場においては，初対面では話しやすい人でも，一緒に勤務をし続けていると途中から話しにくくなることがあります。心理職は上司と部下の性格の違いだけでなく，能力や職務経験の違いにも注目し，話しにくい原因を幅広く探ると良いでしょう。その際，相談に来た社員のコミュニケーションのあり方を肯定的に受容することが大切です。また，社員が上司に相談することをためらっている場合には，心理職が上司役になって社員とロールプレイを行い，社員に本音を打ち明けてもらうことも一つの方法です。

■相談例④　上司はある種の病気ではないか

現代では，例えば，「上司が怒りっぽい」「上司が空気を読めない」などと検索すると，様々な解説記事が出てきます。そのため，社員が上司の言動に違和感を感じた場合，ネット上のそれらしい記事を根拠に，上司はある種の病気ではないかと疑うことは一般的になってきました。そして社員は，上司と深く話し合うことなく，インターネットで検索しても答えが見つからなかったからとの理由で，カウンセリングを希望するのです。

とある30代男性社員からの相談例をご紹介します。

「僕の上司は50代の男性で，仕事はとてもできます。仕事に関しては自信があるようで，周りの人たちもそれを認めています。ただ，言い方がきついのです。僕が相談しても，『資料はあそこの棚にあるから』とだけ言って，具体的に教えてくれません。細かいことで僕を詰めてくることもあります。『どうしてここを確認していないんだ』『どうして調べもせずにそんなことが言えるのか』などちょっと強い口調で言ってくることがあります。彼の評判の悪さは社内では有名で，上司の上司に相談しても，『うまくやればいいよ。あまり気にしないで』と半ば部下の管理をあきらめているかのようです。僕の本音を話しても，多分変わらないでしょう。それなら，僕自身がうまくやった方が楽だと思うのです。彼は何かの病気なのでしょう

か？　ネットで調べても，発達障害とか自己愛性パーソナリティ障害とか出てくるのですが，それらとも違うような気がします」

この社員は，上司が社内で評判が悪いことと，同僚からも慰めの言葉をもらっていることで，自分のことを責めずに済んでいるようでした。そして，誰に相談しても受け流すしかないと言われ，ネットで調べても埒があかず，日々悶々とする中で1年が経過し，ついに相談にいらっしゃいました。職場での人間関係は年単位のものであり，日々のやりとりは朝から夜まで続くため，原因が上司の病気ではなく，わずかな性格の偏りであったとしても，それが蓄積すると，かかわる人にとっては大きなストレスとなりえるのです。

もう1人，営業部の社員の例を挙げます。

営業担当の課長は，前職時代に仲が良かった元同僚である部長からの誘いにより転職し，部長直下の課長として勤務をすることになりました。部長と課長は，課長が転職する前までは，月に数回程度お酒を飲んだり，ゴルフに行ったりするなど，私的な親交がありました。しかし，部長は，課長のメールの返事の遅さがきっかけで，課長に対して不信感を抱くようになり，徐々に関係性が悪化していきました。部長は徐々にイライラ感を募らせ，ある日，「報告や連絡はもっと早めにしてほしい」と課長に伝えました。すると課長は，できるだけ早く報告や連絡をしたいと思っているが，指示された業務をこなすことで忙しいので限界があると答えました。ところが，後日，部長には報告せず，並行して他部署から頼まれた業務もやっていたことが判明しました。部長は，自分への報告や連絡が遅いのは，彼が他部署にいい顔をしようと別の仕事を勝手にやってい

るからだ，課長は俺のことを軽視しているのかと思うようになりました。次第に，部長は課長に対して敵意をむき出しにするようになり，部内の重要な仕事は他の人に任せ，課長へ直接伝えるべきことも，全体への情報共有で済ませるようになりました。誤字脱字程度のミスを見つけると，他の社員に聞こえるよう，「真面目にやっているのか」と叱責し，業績評価も４段階で下から２番目に落としました。課長は徐々に会社に行くことが億劫になり，職場で部長と会話をすると動悸がするようになりました。課長は，心理職との面談を受け，面談において，自分はパワハラを受けた，部長は人格的におかしいと心理職に訴えました。

このケースにおいて，心理職はどのような点に着目すべきでしょうか。まず，パワハラの有無について判断するには詳細な事実の確認が必要であり，本人の話を聞くだけでは正しい判断はできませんので，心理職がパワハラの有無を判断することは控えるべきでしょう。次に，「部長は人格的におかしい」との訴えですが，部長は人格的に問題があるのでしょうか。ふたりは，以前から私的に親交がありましたので，出会った当時から「部長は人格的におかしい」と思っていたわけではないでしょう。そうだとすると，人格がある時点から変わったのでしょうか。もしくは，部長の人格の本質を誤解していただけなのでしょうか。いずれも違います。

心理職がとるべき基本的なスタンスとしては，部長の人格を心理学的に評価するより，部長の発言や行動の背後にある課長への想いや両者の誤解について整理し，部長に対して苦手意識や拒絶感を抱いている課長の心を解きほぐすことにフォーカスすべきといえます。

なお，部長は課長の報告や連絡の遅さを問題視していましたが，これは部長が正しいとも言えません。課長の仕事の進め方は，別の上司のもとでは評価されることがあるからです。「お互いが適切と思えるような業務の進め方」について，双方が折り合いをつけられることが重要なのです。

解　説

この相談例のように社員が上司の不満を訴えるケースは多いのですが，心理職がどこまで相談にいらっしゃった社員に寄り添うかは，心理職がケースごとに判断しなければなりません。社員によっては，心理職に上司の不満を言いつつ，献身的な自分を認めてもらいたい方もいますし，ハラスメントホットラインに通報しようと決意するまで深刻に悩んでいらっしゃる方もいます。

一般に，社員からパワハラを受けているという話が出た場合，心理職は面談した社員の話を全て鵜呑みにしてはいけません。なぜなら，当事者の記憶は曖昧であることが多く，また，感情的になっていることが多いからです。心理職はパワハラを受けたと訴える社員からの同調圧力にさらされることになりますが，心理職が課長とともに部長の人格を非難することは本質的な解決をもたらさないため，避けるべきでしょう。他方，心理職が訴えを否定してしまうと，社員は本音を打ち明ける場を失ってしまうことになりかねません。そのため心理職は，「それはつらかったですね」などと適度な受容的態度を示すことが必要です。

なお，ハラスメントを訴える社員は，心理職の了解なく，こっそり面談中の会話を録音していることもあります。後々トラブルにならないように，心理職から社員に対して個人的な見解を伝える際は「私の立場から考えると」「あなたの話だけから考えると」などの前置きを入れることで，伝えたいことをより明確にしましょう。

■相談例⑤　小言や愚痴を聞いてほしい

カウンセリングを小言や愚痴を吐き出す場として利用される方は，職場で小言を部下の誰かに言うと，それが会社中に広まるので迂闊に話せないと言います。

とある60代の社員数約300名の会社経営者（オーナー社長かつ創業者）の話を紹介したいと思います。

「先生，うちの息子なんですが，今年30歳になります。最近つき合っている彼女がいて，その件が心配なんですよ。私と会っても挨拶はするのですが，どこか目線が合わないというか，何を考えているか分からないタイプなんですよね。私たち夫婦と息子と息子の彼女で初めて食事会をした時のことです。彼女は前日にお酒を飲みすぎたと言って，あまり食事に手をつけないのです。普通，彼氏の父親と会う前日に，お酒を飲みすぎますかね。あの女性がうちの息子が社長になった時に息子を助けてやっていけるのかと心配です。大体，社長業は飲み会も多いし，出張も多い。家族の理解がないとやっていけません。彼女は，どうも派手好きな女性のようで，ブランド物をたくさん身につけていました。金銭感覚も心配です。妻が，社交辞令もあったと思うのですが，彼女に対して『素敵なワンピースですね』と言ったら，本当に嬉しそうな表情になっていました。それは素直でいいのですが，黙ってうなずくだけで，何も言わないのです。なぜうちの妻へのお世辞，せめて『ありがとうございます』の一つも言えないのかなと思いました。別に僕はお世辞を言う人が好きと言うわけではないですが，ただ，頼りない女性だなと思ったのです」

この社長は，自分の息子を会社の後継者として考えており，その交際相手に対しては期待と失望があるようでした。また，社長は，交際相手への愚痴を息子に直接話すと息子の心を傷つけることになるし，妻に話しても妻から息子に漏れ伝わるかもしれないし，結局は息子を信じてしばらくは黙って様子を見るしかないと考えていました。社長は，「先生はただ聞いてくれるだけでいい。わざわざ先生の時間をとって申し訳ないぐらいだ。ただ，これが僕にとって大事な時間なんですよ」と言っていましたが，それは会社経営で苦労を重ねてこられた社長の本音なのでしょう。

解　説

小言や愚痴への対応は第３章で詳細に述べますが，この相談例で特に重要なことは，心理職は社長の小言に対して真面目に共感しようとしないことです。社長は，他人に悩みを打ち明けても現実問題が解決しないことを理解しており，心理職にはただ話を聞いてもらいたいだけなのです。そのため，心理職が不自然に強い共感的態度を示すと，かえって社長が話しにくくなるものです。深刻な話の内容でも自然体で受け止め，時に軽く受け流すくらいのおおらかな対応が，このような社長の心を楽にさせるのです。

第 3 章

カウンセリングのコツと実践

財津康司

第２章では，心理職の役割や業務内容について，具体的な相談例を交えて解説しました。第３章では，実際のカウンセリングをいかに円滑に進めていくかについて解説いたします。職場でのカウンセリングの本質は社員との信頼関係の構築にあります。時に心理職は面談を積極的に希望していない社員とも面談をしなければなりませんし，カウンセリング未経験の社員と面談することも多いため，初回の面談は難易度が非常に高いものになります。それに対して，社員が話しやすくなる工夫をすることと，心理職が初対面の社員を肯定的に捉えることの２点が重要なのですが，これらは別個のものではなく，表裏一体であることを念頭に読み進めていただけたらと思います。

1．基本的な考え方

◆一般的な原則

職場でのカウンセリングは，基本的には一般的なカウンセリングと共通点が少なからずあり，心理職は，職場外でのカウンセリングの経験を部分的に活かすことができます。しかし，職場でのカウンセリングは，社員が勤める職場で面談するという点が大きく異なります。心理職は，通常のカウンセリングとは背景が違うことを理解し，社員に柔軟に対応することが求められています。そこで通常のカウンセリングと職場でのカウンセリングの違いをまとめました（表 3-1）。

また，職場には精神疾患で通院中の社員，仕事で困り果てている社員，疲労が溜まっている社員，面談を半信半疑で受ける社員，不満や葛藤のない社員など様々な背景をもった方々がカウンセリングを利用します。加えて，社員はカウンセリングを終えたあと，職場に戻って業務を再開しますので，業務に悪影響を及ぼさないことがカウンセリングの条件となります。心理職には，社員の業務の流れが妨げられないよう，様々な配慮が求められているので

表 3-1　通常のカウンセリングと職場でのカウンセリングの違い

	通常のカウンセリング	職場でのカウンセリング
費　用	クライエントが負担	会社が負担
場　所	職場外	職場内
予　約	クライエントが予約	主に人事部が日程を管理
面談理由	自発的	自発的または促されて
適応水準	様々	労務可能
情報入手	クライエントからのみ	社員及び会社の関係者
面談内容	様々	主に職場でのストレス
フィードバック	クライエントのみ	社員の同意があれば上司や人事にも

す（表 3-2 参照）。

2. カウンセリングのコツ

前述の通り，職場でのカウンセリングには制約がたくさんあり，対象者の意向も社員によって大きく異なることから，一般的なカウンセリングの技術をそのまま応用することはできません。また，全ての社員に適応可能な魔法のような技法もありません。そこで，職場におけるカウンセリングに特化した，かつ，汎用性が高いと思われるコツを3つに絞って解説します。3つのコツとは①「話しやすい雰囲気を作る」，②「社員をほめる」，③「小言を受容する」です。これらのコツはどれも技術的には難しいものの，平凡と言えば平凡な内容です。しかし，現在の企業では心理職が注力するに値することなのです。私には企業の中で「聞き上手な人」が減っている，または，その存在が目立たなくなっている印象があります。その背景として，会話に割いた時間や労力は人事評価

表 3-2　職場でのカウンセリングの条件と配慮

カウンセリングの条件	カウンセリングで必要な配慮
1　業務に支障を与えないこと	• 時間通りに始め，時間内に終える • 業務上の理由による遅刻や面談中の業務電話を許容する
2　社員に苦痛や不安を感じさせないこと	• 面談での会話形式を社員同士の会話形式に近づける • 社員が反応に困るコメントをしない • 社員を安易に病気扱いしない
3　社員が面談による恩恵を一つでも感じられること	• 面接の目的や双方の役割を明確にする • 面談の結果やまとめを最後にフィードバックする
4　心理職の対応が職場の秩序を乱すものではないこと	• 職場や社員の上司の批判をしない • 職場で実現困難な助言をしない

に直結しにくいこと，そもそも他の社員の面倒をみる時間的余裕がない社員が増えていることなどが考えられます。業績が求められる一方残業時間は制限される現代の企業において，社員同士が気軽に会話できる時間は減っているのです。心理職はそのことを重大な問題として認識し，カウンセリングを工夫すべきなのです。

なお，本項目で取り上げる3つのコツは，心理職が職場内で健康的な社員にカウンセリングを行うことを前提としています。不安，抑うつ，不眠などの精神症状や全身倦怠感，食欲低下，めまいなどの身体症状が顕著な社員，専門的なカウンセリングを希望している社員，社外の相談機関で個人的に相談することを希望している社員などに対しては，産業医と十分相談の上，医療機関やカウンセリング機関等を紹介するようにしましょう。

◆①話しやすい雰囲気を作る

・社員に課題を与えない，自ら課題をもたない

社員は心理職と一言二言会話するだけで，すぐに相手が話しやすい相手か否かがわかります。心理職がそのような話しやすい雰囲気を作るには，面談室に絵を飾ったり，BGMをかけたりしてもあまり意味はありません。そうではなく，会話の組み立て方を工夫することで，話しやすい雰囲気を作ることができるのです。そこでまず障害になるのは，心理職が社員の困りごとを理解し，その心情を受容することが面談の課題と考えて会話を組み立てようとする姿勢です。そのような課題設定は，一般的なカウンセリングでは妥当ですが，職場でのカウンセリングでは社員がそれを求めているとは限りません。

心理職から課題を与えられると，社員はそれだけで話しにくくなるものです。良心的な心理職なら，社員の内面を変えよう，社員を成長させよう，社員を支援しよう，社員の病気を良くしようなどの思いをふともってしまうことがあるでしょう。ふと思う程度なら問題ないのですが，そのような思いが社員に伝わると社員は心理職から肯定されていないのではないかと感じるようになり，話しやすい雰囲気が損なわれてしまいます。心理職は社員が抱える心理的な問題点には片目を閉じて，ありのままの姿をそのまま認めましょう。

• 問題点を絞らない

心理職が職場でのカウンセリングで，社員からの一連の訴えを整理し，心理的な側面から問題点を整理すると，その後どのようなことが起こるのでしょうか。端的に言うと，社員が話しにくくなります。社員が抱える仕事上の問題は，複雑で多面的であるため，心理的なことに問題点を絞ると，職場で起こったことを話しにくくなるのです。例えば，職場の問題は実務上の障壁によって簡単には解決しないと考えている社員が，ただ話を聞いてもらうことを目的に心理職との面談を希望している場合，心理職が心理的な観点だけから問題点を淡々と整理すると，社員は心理分析を勝手に押しつけられたかのような気持ちになってしまい興醒(きょうざ)めするものです。また，心理職が見立てをもとに問題点を絞りすぎると，社員はそれに沿わない話をしにくくなってしまうのです。

• 会話の特徴や認知特性に配慮する

社員にとって話しやすい雰囲気を作るためには，相手の会話の特徴を理解したうえで，それに合わせて会話をすることも重要です。会話の特徴の例を挙げようとすれば十人十色できりがありません。一方的に延々と話す人，話題が次々に飛ぶ人，会話の間が空くことを嫌う人，考えながら話したい人，要点だけを話そうとする人など様々です。そこで心理職が社員一人ひとりの会話の特徴とシンクロし，適切なタイミングで相槌を打ったり，相手が求めるコメントをしたり，相手にとって心地よい間(ま)を作ると，社員が話しやすくなるのです。一つ例をご紹介します。社員には，想像を膨らませながら話すことを心地良いと感じる人もいれば，事実をもとに順序立てて話すことを心地良いと思う人もいます。例えば，今度の夏休みをどのように過ごすのかを話し合う際，「ビーチでのんびりできたら最高だね～」などと具体的な行き先や過ごし方に言及せずにイメージが先行した会話を好む方は，想像を膨らませながら話すことを心地良いと感じ，具体的な旅行計画を複数提示しそれを比較しながら話す方は，事実をもとに順序立てて話すことを心地良いと思っているのです。

心理職は想像優位の会話であっても，事実優位の会話であっても，いずれにも柔軟に対応することが求められています。想像優位の会話は，時として話題が飛んだり，根拠が示されなかったりすることがありますが，心理職は，社員の想像の変遷をおおらかに受け止めることが求められます。他方，事実優位の会話では，過去に社員が面談で話したことを正確に記憶しそれに基づいて返答することが求められ，結論を意識しない会話は忌避されます。想像優位の会話と事実優位の会話では，「最近の調子はいかがですか？」「今日はどうされたのでしょうか？」などのオープンクエスチョン（はい，いいえなどで答えない形式の質問）に対する反応も異なります。想像優位の会話を好む社員は，質問者の声のトーンからも相手の気持ちや意図を想像するため，質問に対して必ずしも言葉通りに答えようとはしません。事実優位の会話を好む社員は，質問の意図が曖昧なことや，客観的事実を無視した質問をされることに不快な気持ちをもつものです。

また，社員の認知特性を推測することも重要です。一般に，他人の本音を推測する際に，相手の言葉の真意を字義的に捉える傾向がある人（言語優位者），人の表情や態度に敏感に反応する人（視覚優位者），声のトーンから想像することが得意な人（聴覚優位者）などがいます。それぞれの認知特性に合わせて対応することで，面談に来た社員は格段に話しやすくなります。例えば言語優位者であれば，相手に伝える言葉自体に重要な意味がありますし，聴覚優位者であれば声のトーンに様々な意図や感情を込めることが有効です。視覚優位者であれば表情や態度の微妙な変化を意識して会話することが重要となります。なお，認知特性の判別は，あくまでも推測にすぎません。実際のカウンセリングでは，軽く意識する程度で十分でしょう。

◆②社員をほめる

•固有の強みをほめる

ほめると言っても，やみくもにほめれば良いものではありません。言葉に真実味がなければかえって失礼です。では，どのような視点でほめれば良いのでしょうか。職場で評価されていない社員は自己評価も低くなりがちです。心理職がそのような社員に対して，上司目線に近いコメントをすると，社員はさらに努力を求められているような心境にさせられてしまいます。そうではなく，心理職は，職場での評価基準から離れて，上司も本人も気づいていない社員固有の強みをさりげなく気づかせる（ほめる）ことで，社員の自己肯定感を回復させることができるのです。

会社では社員の適材適所が実現されているとは限りません。特に日本企業では正社員はジェネラリストとして機能することが求められがちで，配置転換のたびに経験したことのない職務を与えられます。自分の適性に合っていない業務に携わるとうまく成果が出せず，会社からの評価は下がり，自己評価も低下してしまいます。そのような方に対しては，「努力しているつもりはないが，なぜか他人からほめられること」はないかを聞いてみましょう。これは私の経験談ですが，経理部の社員にその質問をしたところ，「私は几帳面な性格なのか，物事をきちんと処理する傾向があるようです。学生時代，ノートもきちんととっていましたし，スケジュールも細かく立てていました。それは努力してそうしていたわけではありませんでした」という答えが返ってきました。そこで私は「全員がそのようにできるわけではありません。あなた固有の強みではないでしょうか」と伝えたところ，「経理部には自分と同じように几帳面な人が多いし，きちんと処理して当然の立場なので，自分の強みに気づいていませんでした」という反応でした。

・ストレスを感じていること自体をほめる

私はクリニックでの診療で適応障害と診断される社員と接することが多々あります。その方々に共通することは，その方々が長い間磨き上げた技能や見識が繰り返し否定された時に発病していることが多いことです。一つ例を示します。

とあるスタートアップのマーケティング部門に勤める男性社員は，大手コンサルティング会社で成果をあげたのちに，部長職として転職してきました。当初その男性社員は，管理職としてのチームビルディングにも自信をもっていました。しかし，そのスタートアップでは以前の会社とカルチャーが異なっていたため，前職での成功体験が通用しない状況に遭遇し，男性社員が何より重視していた「チーム全員が同じ目標を共有すること」も叶いませんでした。男性社員は，社長から会議の席で「お前のやり方は大企業でしか通用しない。その高すぎるプライドを一回全部捨ててみろ」と大声で怒鳴られ，次の日から会社にいけなくなりました。男性社員は，社長の言動はパワハラだと訴えていましたが，彼にとって最もつらかったことは，高圧的な言動ではなく，社長が自分の有能さや情熱を理解してくれなかったことだと言うのです。私はなるほどなと思いました。

右利きの人が左手で字を書き，他者から字が下手だと言われても，気にする人はいないでしょう。同じように，人は苦手なことで失敗しても，人は自分の技術不足や見識不足であったと容易に諦めることができます。しかし，得意なことで失敗すると，かえって諦めがつかず，ストレスを感じるものです。多くの人は得意なことを職業としていますので，仕事の失敗とは得意なことでの失敗とも言えます。心理職は失敗やストレスの原因を社員の能力の低さやモチベーションの低さにあると考えるだけでは不十分で，その失敗やストレスの背後にその社員の強みが隠されているかもしれないことを留意し，ふと社員にそのことを指摘してみると良いでしょう。

◆③小言を受容する

・小言とは

本書における小言とは，心が感じることを起源とし，理不尽で不合理であると内心感じていることが雑談の中でふと言語化されてしまった発言を意味しています。職場で聞かれる小言の主な特徴は，明るい口調で語られること，否定的な内容が多いこと，言い終わってスッキリすることなどです（表 3-3 参照）。我々心理職は，そのような社員の小言をどのように理解したら良いのでしょうか。あえて最初に強調いたしますと，健康的な社員にとって，小言を話せないような堅苦しいカウンセリングには利用価値はほとんどありません。それくらい社員の小言を聞く能力は大切

表 3-3　職場における小言の特徴

	小言の特徴
具体例	•明るい口調で語られる •信頼している人にしか発せられない •予定通りではなく，ふと発せられる •自分中心の視点で発せられることが多い •最初から結論を意図していない •否定的な内容が多い •言葉選びに労力を割いていない •内容は真面目に伝えたいものではない •話しているうちに，本人がさらに話したいことに気づく •話し終わってスッキリする

なことなのです。

社員の大多数の方は健康でありながらも日々ちょっとした不満を感じながら働いています。ちょっとした不満とは，人間関係における些細なすれ違いや物事が少しだけ期待通りにいかない状況に対して感じる不満で，当面は我慢できる程度のものです。社員がちょっとした不満を小言として誰かに吐き出すことができれば楽になれるのですが，多くの社員は相手に遠慮して自分の小言を他人に聞いてもらうことをためらっています。そのため，社員は小言を漏らす相手を社外に求めることになるのです。しかし，社外の方に小言を話しても，ただ聞いてもらって終わりになりがちです。職場でその社員や状況をよく知る人が小言を受け止めてくれると，職場の実態に即した期待通りの反応が返ってくるので，社員は心の底からスッキリとします。かつて会社の喫煙室での会話が重要な役割をもっていたのはそのためでしょう。もし職場で社員が小言を一つも言えなくなると，社員の生産性は低下するかもしれませんし，メンタルヘルスに悪影響が出てもおかしくありません。心理職は，社員の小言に的確に対応できるよう，日頃から職場の実情に精通することが求められているのです。

• 小言の頻度は心身の状態のバロメーター

小言はその人の状況が好ましい場合に発生しがちです。人生の大問題と格闘し，窮地に陥って余裕がない方は，小言を話す余裕などありません。私のクリニックに通院している50代男性社員は，肺がんの疑いで検査入院をすることになりました。検査で肺がんの可能性はゼロであることが判明し，安心して退院することができました。退院後クリニックの外来で，上機嫌で「先生，聞いてくださいよ。あの病院の施設は立派で，医者の評判もいいのですが，出された病院食がまずくてしょうがなかった。あれじゃ，患者は早く退院したくなりますよね」と私に言っていました。この社員の検査結果がもし末期の肺がんだったら，病院食の味に関して小言を話す余裕はなかっただろうと思います。

もう一つ例を挙げます。ある課長職の社員が私に対して明るい口調で「うちの会社の会議は長くて，やってられないですね～。だらだら会議する会社って，古い会社ですね～」と言っていました。この社員は成績の良い営業マンで，同時に課長としてもチームを統率していました。多忙でモチベーションの高いこの社員にとって大事なことは，会議が効率的かどうかではなく，全ての勤務時間をいかに効率的に使うかなのです。そして，無駄に長い会議への不満が小言ですむということは，それだけ業務全体が効率的に進んでいるということを意味しているのでしょう。

他にも私は社員から様々な小言を聞くことがありますが，順調な社員，経験豊富な社員，権限が与えられた職位の高い社員，周囲から人柄が評価されている社員，上司からのサポートが手厚い社員などは，深刻な悩み相談よりも小言の方が多いものです。逆に，困難と立ち向かっている社員，右も左も分からない新入社員，上司から叱責されるほど業務をこなせていない社員，会社の中で孤立している社員などは，小言は少なく深刻な悩み相談となるケースが多いです。

小言の頻度や内容に関心をもつと，その方の調子を把握することが容易になります。私は，メンタル不調をきっかけに会社を休職し自宅療養を経て復職する方との面接を数多く対応してきました。休職に至る前後は，多くの社員がこの先のキャリアはどうなるのだろうかと不安を感じるものです。その時期に小言は滅多に出ません。あるのは深刻な内容の相談です。その後，自宅療養中によって体調が回復し，読書や運動を毎日規則的にこなせるようになると余裕が出てきます。そうすると，「子どもの勉強を見るのも結構疲れますね」「人事からのメールは本当に疲れますね」などと小言が出てきます。さらに，復職して3カ月間ほど経つと，さらに小言が多くなります。その内容は，業務そのものに関する小言が大部分を占めます。このように小言の数や頻度は，心の余裕の程度を反映していると言えるでしょう。

• 小言には小言で返す

明るい口調で語られる小言の半分は「嘘」だと思って聞く姿勢が重要です。例えば社員が「こんな会社はいつでも辞めるつもりですよ」「あの上司はクビにしたいですね〜」などと笑いながら言ったとします。そのような軽い冗談のような発言を心理職が字義どおりに受け止めてはいけません。小言とは全体の流れが順調であるから発せられるものであり，実際に小言通りに行動する方はほとんどいません。「嘘は心のアートである」ぐらいのおおらかな発想で，社員の大袈裟な言葉は軽く受け流しましょう。

また，心理職は，社員と同じ目線に立って，小言に対しては小言で返すことが基本です。それは雑談に近い会話を意味しますが，双方が平等な立場での雑談ではありません。社員が中心となるよう雑談を展開することなのです。そのことは社長とそのお抱え運転手との会話を想像してみるとよく理解できるでしょう。私はハイヤーの会社で産業医の仕事をしたことがあります。社長はお抱え運転手に余裕たっぷりに愚痴を話します。「今日は暑いね」「道路混んでいるね」といった雑談はもちろん，「今日の接待相手はきつかったよ」「最近，忙しくてゴルフ行く暇もないよ」「俺もいつ引退しようか悩んでいるんだよね」などと業務に関する小言をたくさん話しているそうです。それに対して，運転手は「社長は人に嫌われないと思いますよ」「忙しいっていいですね。僕なんか暇で困っていますから」「社長はまだお元気だから，いつまでもいけますよ。僕なんて万年腰痛ですから」など，表面的ではあるものの，小言に対して，軽い小言で応じているそうです。もし運転手が社長の小言を無視したり，真面目に受け止めてしまったら，社長はいつの間にか話しづらくなってしまいます。心理職と社員の関係も同様で，社員の小言の世界に入り込みつつ，一歩距離をおいて控えめに応じることが理想的なのです。

・小言は記録に残さないこと

心理職の中には，小言への対応が苦手または小言への対応のイメージが湧かないという方もいらっしゃるでしょう。そこで，小言への対応のポイントを箇条書きにまとめました（表3-4参照）。その中で一番大切なことは，社員の小言については記録に残さないことです。いわゆる，オフレコの会話にすべきなのです。小言は無責任に発言できるからこそ，スッキリするものです。カウンセリング中の発言だからといって心理職がそれを全て記録に残していると，社員は萎縮してしまい小言を話せなくなります。そうなると相互肯定感は急に低下してしまい，社員の気持ちに寄り添うことができなくなります。なお，社員の発言には，本書でいう小言なのか，真剣な不満なのか判別がつかない場合があります。そのような場合は「それは本心からそうおっしゃっているのですか？」「今おっしゃったことは冗談ですよね？」などと聞いてみ

表3-4　小言への対応のポイント

	小言への対応法
ポイント	・小言には小言で返す ・聞き手が小言の内容を他言しない ・聞き手が記録を残さない ・聞き手が話し手のことを否定しない ・聞き手が小言を重大なこととして受け止めない ・楽な体勢で聞く ・一生懸命になって聞かない ・正確に理解しようとしない ・深く共感しようとしない ・本質的な反論をしない ・間違ったことでも納得したふりをする ・分かっていなくても分かったふりをする ・半分は嘘だと思って聞く ・言いたいことを想像しながら聞く

ると良いでしょう。

3．面談の始め方

◆カウンセリングの一般的な流れ

職場において心理職はどのような手順を踏んで面談を組み立てれば良いのでしょうか。職場の状況を踏まえた一般的な面接の流れは図 3-1 の通りです。

職場でのカウンセリングは，面談がすんなり始まるか否かが最大の関門であり，自然に面談が始まれば，大抵の心理職にとってその後に苦労することはまずないでしょう。

私はとある会社に産業医として着任した際，上司と人事担当者が産業医面談に同席することがルールとなっていることを知って驚きました。私もそのルールに従って最初の数回その形式で面談をしたのですが，面談の開始時点から社員は上司と人事担当者の前で萎縮して話しにくそうにしているのです。そのやり方は情報共有に齟齬（そご）が発生し得ないことはメリットですが，やはり社員は話しにくいものです。私は会社に要望し，社員単独で産業医面談を受けられるように変更してもらいました。心理職の場合も同様で，前任の心理職のやり方を全て踏襲する必要はありません。面談の進め方に不都合があれば，会社に要望を伝えて，初回の面談から社員が話しやすくなるように工夫しましょう。

◆不安を払拭することから始める

心理職が普段どのような業務をしているのか，どのような人がカウンセリングを利用しているのかについて，多くの社員は全く知りません。そのため初めてカウンセリングを受ける社員は，カウンセラーから何を聞かれるのだろうか，心理職に話した内容が

1. 事前の情報収集
• 社員の面談希望の理由をエントリーシートから推測する • 上司から最近の職場の状況を聞く • 人事部から事前の情報共有や面談での注意事項があるかをチェックする • 社員の勤怠，特に残業時間や休暇の取得状況をチェックする • 過去の面談記録があればそれを一読する

2. 面談のスケジュールの決定
• ほとんどの場合は人事部が面談を設定（心理職が自分で社員と相談し面談の日時を設定することもある） • 面談室の予約 • オンラインでの面談の場合は，事前に社員にアクセス先を通知

3. 面談実施
• 面談の中で会社に共有して欲しいこと，欲しくないことを社員に確認する • 社内に面談内容を共有する場合は，その開示して良い範囲も確認する • 次回以降の面談について社員の意向を確認した上で，心理職から次回の面談の時期を提案 • 面談終了後に，面談記録の整理

4. 会社内での情報共有
• 必要に応じて人事部，産業医，社員の上司などに情報共有をする • 書面での共有，メールでの共有，会議形式での状況共有などがある

図 3-1　一般的なカウンセリングの流れ

社内に漏れる可能性はないのだろうかなど，カウンセリングを受ける前からリスクや不安を感じています。

また，カウンセリングを受けた経験がある方なら容易に分かることですが，カウンセリングの効果は曖昧なもので，外科の手術のように目で見えるものではありません。カウンセラーにもいろいろあり，ひたすら傾聴に徹する心理職もいれば，クライエントの認知の歪みを積極的に指摘する心理職もいます。心理職は，それぞれ異なった個性をもっており，年齢や性別だけでなく，性格や経験，専門性の違いもあります。そのため，心理職は社員に対して自己紹介やカウンセリングの流れを説明することがまず最初に重要なのです。

◆面談理由の確認は必須

職場では，社員がカウンセリングを希望する理由は様々です。いくつか例を挙げますと，「カウンセリングを一回だけ試してみたい」「部下へのマネジメントに役立てるため自分も一度経験してみたい」「会社や上司がいかにひどいかをアピールしたい」「会社の指示で他の社員が受けているから自分も受けないと目立ってしまう」などが代表例ですが，実際にはもっと多岐にわたります。中には上司や人事の顔色を窺いながら内心嫌々面談を受ける方もいます。そのため，社員が面談の進め方について納得しているのか確認する必要があります。このことは一般的なカウンセリングでも重要なことで，どのセラピストも当たり前のこととして認識しているはずなのですが，職場でのカウンセリングでは，心理職側の認識不足が原因で社員の意向を確認しないままカウンセリングが開始されるケースが散見されます。そのため，職場におけるカウンセリングでは，心理職は面談を始める際に，社員が面談を希望するに至った経緯や理由をより意識して詳細に把握する必要があります。

◆相互に肯定しあえるポイントを模索する

心理職が社員との間で相互肯定感を獲得するためには，社員のニーズを探ることが重要ですが，社員の要望の中には受け入れがたいものもあります。例えば，「上司の悪口を１時間ひたすら聞いて欲しい」という要望であれば，まだ受け入れ可能でしょう。それでは，「上司をパワハラで訴えようと思っているので，この面談で，どうやったら裁判に勝てるか知恵を貸してもらえませんか？」と要望された場合はどうでしょうか？　第2章の「◆相互肯定感を常に意識する」で解説した相互肯定感の獲得は，双方が肯定し合うことが本質ですので，心理職が社員の申し出を受け入れられない場合は，社員に相互肯定感は発生しません。そのような場合「私にはそのような知恵はありませんし，あなたの一方的な味方に立つことはできません。単に1時間お話を聞かせていただくだけではどうでしょうか？」などと心理職が受け入れられる別の方向性を提案し，それについて社員が承認してくれるかを確認することが重要になります。一般的には社員の怒りの起源やストレスへの対処にフォーカスしたい場面ですが，相手がそれを希望しなければ，カウンセリングとして成立しないのです。面談初期における相互肯定感の獲得には，ある意味，提案，交渉，腹の探り合いのような働きかけが必要なのです。

4．面談開始時のケーススタディ

職場での面談は，面談がスムーズに開始されればあとは無難にすぎていきます。あくまでも開始時が肝心です。そこで本項では，初回のカウンセリングにおいて心理職が社員との相互肯定感を獲得するまでのプロセスを，相互肯定感に配慮しない面談と対比しながら事例として示します。社員には社員の話したいことがあり，心理職がそれを明確にし，そこへのアプローチを提案し，面談の進め方について予め承認を得ていく姿勢に注目して読み進めていただけたらと思います。なお，実際の面談では，相互肯定感にこだわりすぎて社員の承認を過度に求めてしまうと，かえって逆効果になりますので注意が必要です。

■事例１　不眠症で心療内科に通院中の社員

□相互肯定感への配慮なしの場合

心理職　初めまして，臨床心理士の○○と申します。早速ですが，今日はどのようなご相談でしょうか？

社　員　はい。特別な相談はないのですが。

心理職　相談がない？

社　員　…………

心理職　緊張しているのですか？

社　員　いえ，そういうわけではないのですが。ただ，何を話したらいいのかな，と思いまして。

心理職　思いついたことを自由にお話しいただければそれで構いません。

社　員　いえ，本当に話はないのですが。

心理職　職場でのストレスはありますか？

社　員　それはあります。今，新しいプロジェクトが佳境を迎えていまして残業が続いています。

心理職　なるほど。それで？

社　員　…………

心理職　残業は大変ですか？

社　員　そうですね。結構きついです。

心理職　何時間ぐらい残業しているのですか？

社　員　毎日３時間ぐらい残業しています。

心理職　どんな気持ちで残業しているのですか？

社　員　プロジェクトのマネージャーをしていますので，残業は仕方ないのですが，早く忙しい時期が終わらないかな，と思っています。

心理職　つらい時に，相談できる相手はいますか？

社　員　上司が色々相談に乗ってくれます。

心理職　どこでストレスを感じているのでしょうか？

社　員　仕事のプレッシャーがありますので。性格も完璧主義なところがあって，確認作業に時間がかかります。

心理職　それはきついですね。少し気楽に仕事はできないのでしょうか？

社　員　そうですね。そうできればいいのですが，なかなかそうはいきません。

心理職　職場の人間関係はどうですか？

社　員　派遣社員が一人やめたので，みんな忙しいのですが，特に人間関係は問題ありません。

□相互肯定感への配慮ありの場合

心理職　初めまして，臨床心理士の○○と申します。まず今日はどのような経緯で面談を希望するに至ったのでしょうか？　それとも，誰かに促されて，特別な理由なく面談を希望したのでしょうか？

社　員　社内で心理の先生がカウンセリングをしていることは知っていました。私は心療内科のクリニックに通っていて，そこでもカウンセリングは受けられます。ただ，そこは有料ですし，会社で無料のカウンセリングを受けられるなら，一度試してみたいな，と思って希望しました。

心理職　カウンセリングを試してみたい，ということですね。カウンセリングというとどんなイメージをおもちですか？

社　員　話を聞いてくれる，というイメージがありますが，それ以外はあまり分かりません。

心理職　カウンセリングには目的によって対応が異なります。ただ話を聞いてもらうことに意味がある場合もありますし，ご自身の考え方や感じ方を客観的に分析することを目指す場合もあります。今，心療内科に通院しているということですが，主治医の先生はカウンセリングが必要とおっしゃっているのですか？

社　員　いえ，主治医の先生からカウンセリングについての話は一度もありませんでした。主治医の先生は丁寧に診察をしてくれます。色々な助言をしてくれるので，それも助かっています。

心理職　今，誰かに話してみたい葛藤や悩みみたいなものはありますか？

社　員　それは特にないです。まあ，睡眠薬をいつかはやめられたらいいな，とは思っています。

心理職　なるほど。あまり葛藤はなく，お気持ちは整理されているのですね。

社　員　そうです。それに上司や同僚にも相談できる人はいます。

心理職　了解しました。これまでのお話をまとめますと，今すぐにカウンセリングは必要ないかもしれません。しかし，カウンセリングは誰にとってもプラスのことが期待できるものです。何気ないことでも，話してみると気持ちが前向きになれるかもしれません。今日は，「お試しカウンセリング」として，何かご希望のテーマを決めて，自由に話してみてはどうでしょうか？　私はその間，黙って聞いています。人が黙ってひたすら聞いている，ということを一度体験なさると，カウンセリングのイメージが少し湧くかもしれません。

社　員　ひたすら僕だけが話すのですね。おもしろそうです。やってみたいです。テーマはどんなテーマが良いのでしょうか？

心理職　何でも構いませんが，「自分の長所と短所について」はどうでしょうか。比較的話しやすいテーマかと思います。

社　員　いいですね。

解　説

相互肯定感への配慮なしの事例では，面談の最初に，社員は何を話していいのか戸惑っているのですが，心理職はそれを話すことへの抵抗感であると解釈し，質問を続けました。その後の会話でも社員からの自発的な発言はなく，心理職の質問を中心に展開しています。心理職は冒頭「今日はどのようなご相談でしょうか」と切り出していますが，それは，社員が心理的な問題について相談があるとの前提に立っているからです。その前提が正しいのかについては，社員に直接確認していません。このような一方的な前提をもとにした面談は，社員にとっても心理職にとっても苦痛をもたらすものとなるでしょう。また，心理職から社員に投げかけられた様々な質問の中で一貫しているのは，社員には何か心理的な問題があるはずだという姿勢です。心理職が心理的ストレスに対する万能薬のようなアドバイスをもっているのなら話は別ですが，そんなものは存在しません。解決策をもち合わせていないのに，尋問のようなやりとりが延々と続いた場合，面談後の社員のカウンセリングに対する失望は決定的なものになるでしょう。

これに対し，相互肯定感への配慮ありの事例では，心理職は，相互肯定感の獲得を目指すべく，最初に面談を希望した経緯を質問しました。その結果，社員は，カウンセリングを体験してみたかったことが判明しました。心理職がそれに沿って対応した結果，社員はカウンセリングらしきことを体験するという目的を達成し，心理職が期待に応えてくれたことに満足することができました。社員は，このような体験を通じて心理職への肯定感が高まり，心理職にまた相談してみたいと思えるようにもなるでしょう。

■事例2　新卒入社3カ月目の男性社員

□相互肯定感への配慮なしの場合

心理職　初めまして，公認心理師の○○と申します。今日はどのようなご相談でしょうか？

社　員　実は会社の状況に困っていまして。本社での研修が4月5月で終わり，今は現場に出てOJT（オン・ザ・ジョブ・トレーニング：現場における実地研修）を受けていますが，そこの支店長からハラスメントを受けています。僕がやっていることについて，ダメ出しするのです。だんだん会社に行きたくなくなりました。

心理職　なるほど。上司からどのような指導がなされているのですか？

社　員　週に一回部署でミーティングがあるのですが，私の発表した内容に対して，あそこができていないとか，ここができていないとかいうのです。その言い方も結構キツイ言い方です。

心理職　どのような指摘事項があるのですか？

社　員　僕の成果について，指示した内容とズレている，誤字が多すぎる，敬語の使い方がおかしい，提出期限を守れていない，まじめにやっているのか，お客さまのことを想像しながら仕事をしろなどと言います。

心理職　周りの上司はどのようなコメントですか？

社　員　1年目だからしょうがない，とは言ってくれますが，大体同じ内容を指摘します。この会社でやっていくのはきついのかなと思います。

心理職　例えば，誤字はどれぐらいの頻度であるのですか？

A4サイズ１枚で何回程度あるのですか？

社　員　昔から誤字が多くてA4で１枚につき５回ぐらいあります。

心理職　敬語の使い方を指摘されたようですが，具体的には？

社　員　お客様はタメ口だったのですが，僕は敬語で話していました。でも，そのうち，お客さんと打ち解けてきて，年齢も同世代だったので，タメ口でもいいかな，と思って，ちょっとだけ「そうだよね」「わかる，わかる」とか言ってしまったのです。ちょっとだけですよ。他はほとんど敬語なのに。

心理職　期限を守れないことについてはどの程度ですか？

社　員　期限は守ろうと意識しています。でも，追加の指示が入ってくると，対応が遅れるじゃないですか。それなのに，僕が期限を守れないことになっているのです。他部署からの依頼やお客さまの追加対応が原因で。僕は悪くないんです。

心理職　ミスが多いことや，期限を守れないことはいつ頃からですか？

社　員　子どもの頃からです。小学校の頃から宿題を忘れることが多かったです。バスの中に傘を忘れることもしばしばでした。授業で使うフルートとかそろばんも忘れていました。朝も遅刻するので，母親に起こしてもらっていました。僕自身はそんなに気にしているわけではありませんが。

心理職　物事を計画的に進めることは得意ですか？

社　員　苦手です。行き当たりばったりで，例えば，中学の期末テストは５教科あったとして，英語の勉強に熱中していたら，他の科目をテスト前日になって全く手をつけていなかったことに気づいていたりしました。

心理職　一度心療内科を受診してみてはいかがでしょうか？不注意や忘れ物や計画通りに進められないことを相談できると思います。

社　員　そうですかね。学生時代まではなんとかなっていたのですが。

□相互肯定感への配慮ありの場合

心理職　初めまして，公認心理師の○○と申します。今日はどのような経緯で面談を希望したのでしょうか？

社　員　実は会社の状況に困っていまして。本社での研修が4月5月で終わり，今は現場に出てOJTを受けていますが，そこの支店長からハラスメントを受けています。僕がやっていることについて，ダメ出しするのです。だんだん会社に行きたくなくなりました。

心理職　なるほど。それでは今日はその納得いかないことを私が傾聴する流れで進めましょうか？

社　員　ただ聞いてもらうだけですか？

心理職　はい。それでは不満でしょうか？

社　員　いえ，そうじゃないのですが，とにかくハラスメントを受けているのです。だから，僕は声を上げたいのですが，いきなり会社を訴えるとか，労働基準監督署に行くとかはきついので，まずは心理師さん経由で，会社に伝えてもらえないでしょうか。僕が非難されないよう，僕からの訴えであることは分からないようにしてほしいです。

心理職　上司からハラスメントを受けていることを会社に申告したいということですね。

社　員　そうですが，やっぱり，そんなことしたら，バレますかね？

心理職　バレるかバレないかの前に，通知したら，まず事実確認があると思います。本当にハラスメントがあったのか，なかったのか。ある場合には，被害を受けている方を保護しながら，対応が進められます。

社　員　え？　事実確認ってなんですか？

心理職　例えば，人事が部署のメンバーと面談をし，ハラスメント行為があったかどうかについて調査がなされます。

社　員　そうなんですね。どれぐらいの期間がかかるのですか？

心理職　大体１～２カ月はかかるでしょう。

社　員　結構長いですね。上司はどのような処分になるのですか？

心理職　精神的なハラスメントは，立証が難しいとされています。しかし，最近は，ハラスメントが疑われる管理職に対して，ハラスメントとは認定せずマネジメント能力が低いと評価し，厳しい対応をとるケースも増えているようです。

社　員　僕の上司の場合は，どちらなのでしょうね。

心理職　そうすると，今日の面談は，上司の非を会社側に訴えるかどうかについて法律に関しては素人の私と相談するという理解でよろしいでしょうか？

社　員　そうですね。それは先生も法律家じゃないから，困りますよね。どうしたらいいのでしょうか。

心理職　まずは，私を人事部長だと思って，上司の不満を思いっきり話してみてはどうでしょうか。私は，この場では，肯定的に聞きます。それだけでも，何か前進があるかもしれません。

社　員	それはいいですね。
心理職	ただ，誤解してほしくないのは，第三者の私が事実確認なく，善悪を決められるものではないことはご理解してください。
社　員	はい。今日は吐き出すだけ，ということですよね。
心理職	そうです。思いっきり吐き出すことに意味があるように思います。
社　員	ありがとうございます。

解　説

相互肯定感への配慮なしの事例では，心理職は，社員の面談に対する希望や姿勢を明確化することなく，「今日はどのような相談ですか？」との言葉から面談を開始しました。その後，社員は，職場でのストレスについて話をしたのですが，社員にケアレスミスが多いことや物事を計画通りに進めることが苦手なことから心理職はそれをADHD（Attention-Deficit / Hyperactivity Disorder：注意欠如・多動症）の症状ではないかと疑い，医師の問診のように質問を続け，最後に受診勧奨をしました。しかし，社員は納得していないようでした。このような面談経過の場合，後で社員から「よく分からずカウンセリングを受けたら，僕のことをいきなり病気扱いされた」と不満をもたれることもあり得るでしょう。

これに対し，相互肯定感ありの事例では，心理職は面談の冒頭で社員に面談を希望した理由を聞きました。その結果，社員はハラスメントについて心理職から会社側に通知してもらいたいという異例の内容でした。そこで，心理職はハラスメントに関する一般的なことを説明した上で，面談の方向性について社員と相談しました。心理職は社員に対して自らのことを法律家ではなく事実確認もしていないので善悪を判断できないと明確に説明しています。その上で，心理職を人事部長だと仮定して，思いきり不満を話してみることの意義を示唆しました。このようなやりとりができれば，社員は心理職の意図を信頼できるでしょうし，面談で解決策が見出せなくとも面談自体を満足できる可能性が高いと言えるでしょう。仮に，面談した社員にADHDの傾向が疑われるにしても，心理的な支援をする上では社員の心情を傾聴することが先決で，その後，必要があれば心療内科受診を勧めることも可能なのです。

■事例3　35歳男性　営業職

□相互肯定感への配慮なしの場合

心理職　初めまして，公認心理師の○○と申します。今日はどのようなご相談でしょうか？

社　員　残業が3カ月連続で60時間を超えましたので，心理の先生と産業医との面談を受けるように会社から言われました。

心理職　産業医面談ではどのようなことを言われたのでしょうか？

社　員　疲労が少しあるが，通常業務を継続しても問題ないと言われました。

心理職　心理的なストレスはいかがですか？

社　員　それは多分ないと思います。僕は営業なのですが，成果も出せていますし。上司からも評価してもらいました。

心理職　職場での人間関係は順調ですか？

社　員　はい。基本的には現場に直行しており，毎日日報で上司に報告しています。同僚もそれぞれ頑張っていまして，特にストレスフルな人はいません。

心理職　残業が多いことについての不満はないのですか？

社　員　確かに忙しいなとは思いますが，前職では休日対応もありましたので，今はそれがない分，楽です。お客様は全て企業なのですが，うちの会社とも取引が長いため，阿吽（あうん）の呼吸と言いますか，とてもやりやすい雰囲気にあります。

心理職　休みの日は気分転換できていますか？

社　員　休みの日は，普段より1～2時間長めに寝ています。起きたら，子どもがまだ小さいので，公園とかに行って，一緒に遊んだりしています。家族で買い物にも行きますが，そういう時は僕が車を運転します。妻も働いているので，できるだけ休日の家事は僕がやるようにしています。

心理職　休日もそれなりに大変ですね。

社　員　そうですね。近くに妻の両親が住んでいて，何かあったら家にきて子どもの面倒を見てくれるので，それも助かっています。

心理職　仕事へのモチベーションはいかがですか？

社　員　モチベーションは高いと思いますね。昇進の可能性もありますし，もっと成果を出せるような気がします。新入社員の指導が今の僕の課題です。新入社員と一緒に取引先を回っているのですが，なかなか営業に慣れないようで，サポートしながらやっています。

心理職　指導に関して，どんな時に大変だと感じるのですか？

社　員　そうですね，やっぱり，営業って人間関係なので，言葉で説明できない部分があるんです。見て覚えて欲しいのですが，それができる人は最初から指導はいらないし，できない人にはステップを踏んで基礎から学んでもらうしかない。でも，今の時代，あまり厳しいことも言えないし，残業もあまりさせられないので，正直，部下は育っているのか自信はありません。

心理職　色々と配慮なさっているようですね。
社　員　そうですね。

□相互肯定感への配慮ありの場合

心理職　初めまして，公認心理師の○○と申します。今日はどのような経緯で面談を希望したのでしょうか？
社　員　残業が3カ月連続で60時間を超えましたので，心理の先生と産業医との面談を受けるように会社から言われました。
心理職　産業医面談ではどのようなことを言われたのでしょうか？
社　員　疲労が少しあるが，通常業務を継続しても問題ないと言われました。
心理職　今日は何かご相談や仕事上でつらいことがありますか？
社　員　特にないです。
心理職　忙しい中，モチベーションも保たれているということですか？
社　員　モチベーションは高いと思いますね。昇進の可能性もありますし，もっと成果を出せるような気がします。
心理職　そうすると，今日のこの面談の時間はどのように使いましょうか。
社　員　私の方からは特にないです。
心理職　そうですか。それでしたら私からのご提案があります。順調な方は皆様「相談」というほど大袈裟な悩みがないことは承知しております。でも，そのような方であっても，お小言の一つや二つはあるものです。順調だからこそ発生する些細な不満。それを話して，スッキリする，そんな方向でこの時間を利用してみてはいかがですか？

社　員　先生に小言を話すなんて，申し訳ないですよ。

心理職　他の社員の方は皆さん，私に小言を話して，それでスッキリして面談室から出ていますよ。もしお忙しいようでしたら，今日の面談はこれで終了しても構いませんが，どうされますか？

社　員　そうですね。他の社員も先生に小言を言っているとは初めて知りました。それでは，私も言わせてもらってもいいですか？

心理職　大歓迎ですよ。

社　員　ただし，今日の会話は記録には残さないでいただけますか？

心理職　もちろんです。

社　員　ありがとうございます。僕にも言いたい小言はたくさんありますが，一番は新入社員の指導のことですね。まあ，とにかく，できないんですよ。仕事が。勉強はできるのでしょうけれど，センスがないんですよね。人と話すセンスが。

心理職　どういうことですか？

社　員　まず，あいさつにセンスがないんですよね。我々営業は挨拶でその場を支配しなきゃいけないんですよ。一瞬で相手の気持ちを読んで，ほっとさせるような表情と声のトーンを繰り出さないといけないわけです。これって，できないやつに何を言っても分からないんですよね。

心理職　すごいですね。挨拶一つでその場を支配する。どうやったらできるんですか？

社　員　いや，先生だって，それはできているでしょう。最近入ってくる新入社員は皆だめ。考えが我儘で，ちょっと自分の意向に反することがあると，すぐに人のせいにする。まだ子どもなんでしょうね。

心理職 そのような若手に，よく我慢できていますね。

社　員 大変ですよ。昔だったら，怒鳴りつけてやるところですね。今の時代はそんなことやったらパワハラになっちゃうので，絶対に怒鳴ったりしませんが，正直，部下がどうなろうが，知ったことじゃないです。

解　説

心理職は，残業時間が多いため，産業医面談とセットで心理職との面談を受けることを指示された社員と面談をしました。相互肯定感への配慮なしの事例では，心理職は社員には残業が多いのだから何かストレスがあるのかもしれないという観点で質問を続けています。その観点は一般的には妥当であるものの，社員の気持ちを無視してストレスの原因を探求する姿勢を面談の最後まで継続していると，社員は心理職からストレスがあるのに隠しているのだろうと問い詰められているような気持ちになりえます。また，社員は，心理職からの質問に対して的確に答えていますが，社員が話したいことを話せているのかは疑問です。社員が心理職に合わせて無難に対応しているだけなのかもしれません。

これに対して，相互肯定感への配慮ありの事例では，心理職が，面談の冒頭で面談を希望した経緯や面談に対する目的意識を確認したところ，社員は何も困っていない可能性が高いことが判明しました。それを踏まえ，心理職は社員に対して愚痴を吐き出す場として利用したらどうでしょうかと提案しました。社員は，最初こそ愚痴を話すことにためらいがあったものの，他の社員も愚痴を話してスッキリしていることを知り，新入社員に関する愚痴を話すことに同意しました。その後の会話は，話したいことを自由に話していると評価して良いものでしょう。繰り返し述べますが，会社には健康的な社員がほとんどであり，深刻な相談を希望なさる方は少ないものです。心理職が記録も取らずに社員の愚痴や小言を聞くことは，広い意味での傾聴や共感・支持といえます。この姿勢が社員の気持ちにはプラスに働くでしょうし，心理職やカウンセリングへの肯定的な評価も高まっていくと考えて良いでしょう。

第4章

産業医の役割と心理職との連携

冲永昌悟

産業保健分野で働く心理職にとって，産業医との協働は非常に大事なものです。力を合わせて職場のメンタルヘルス活動を進めるためには，お互いの具体的な役割を把握しておかねばなりません。そこで本章の第１節では産業医について，その定義や仕事内容など基本的な知識を紹介します。産業医にとって重要な業務であるストレスチェックや健康診断についても解説します。さらにつづく第２節では「心理職と産業医の連携」と題して，心理職が産業医とともに業務を行う上でのコツや注意事項を述べました。陥りやすいピットフォール（落とし穴）も交えた実践的・具体的な知識が満載で，普段の業務にすぐに役立つ内容になっております。

1．産業医業務の基礎知識

◆産業医の仕事とは

・産業医とは

産業医とは，簡単に言うと「社員が仕事をするうえで健康を損なわないよう，専門的立場から企業に助言する医師」です。

企業は，50人以上の従業員がいる場合，産業医を選任する義務があります。企業から選任される産業医は，専属産業医と嘱託産業医に分かれます。従業員が一事業場あたり1,000人以上の会社は，常勤である専属産業医を選任しなければなりません。

事業場とは個々の職場のことであり，例えば，東京に本社があり，大阪と札幌と福岡に支社がある会社においては，本社と支社を合わせて合計4事業場と計算します。一事業場あたり1,000人未満の企業では，専属産業医を選任する義務はなく，嘱託産業医と呼ばれる非常勤の産業医を選任することになります。実際は，一事業場あたり合計1,000人を超える事業場の割合は少なく，ほとんどの産業医は嘱託産業医となります。嘱託産業医は，ふだん内科や心療内科など一般の診療をしている医師がほとんどで，その診療の合間に月に1～2回，企業を訪問することが一般的です。

・産業医と臨床医の違い

50名以上の企業では産業医が選任されますが，社内に産業医がいるにもかかわらず，産業医の名前や存在を知らない社員の方が意外にもたくさんいます。また，産業医という職業を聞いて，会社内の診療所で治療する医師であるとか，会社に往診に来てくれる医師であるなどの誤解もしばしば耳にします。しかしそれらは全て間違いです。産業医は産業医面談を通して社員に健康促進的な働きかけをしますが，会社で医学的な検査をしたり，病気の診断書を書いたり，疾病に対する治療行為をすることはありません。

病気の治療に従事する医師は「臨床医」と呼ばれますが，産業医と臨床医の違いは表4-1のとおりです。会社の社員は産業医に治療行為を期待することは基本的にはできません。治療を希望する場合は，一般の医療機関を自分で選び受診することになります。

• 産業医の立ち位置と権限

産業医の最も本質的な仕事は，会社に意見や助言をすることです。この場合の会社とは，事業主のことであり，会社で言えば社長です。しかし，産業医が多忙を極める会社の社長に都度直接意見することは，現実的ではありません。

そこで産業医は，管理監督者と呼ばれる職場の指揮命令権のある社員に助言します。ここでは管理監督者の定義や各企業における実態の詳細にはふれませんが，簡単に言うと，部長以上の役職の方は，ほぼ管理監督者と考えて良いでしょう。事業主は，産業医の助言や意見について尊重しなければなりませんが，それに忠実に従う法的義務はありません。

例えば，産業医が休職した社員を職場復帰して問題ないと会社

表4-1　臨床医と産業医との違い

	臨床医	産業医
勤務地	医療機関	企業
業務の目的	疾病の治療	労災を防ぐ
主な業務内容	治療行為	面談
治療行為の有無	あり	なし
投薬の有無	あり	なし
専門性	特定の診療科	社員の全ての健康問題
医師の選定	患者が選べる	産業医は会社が選任
職場の状況への理解	一般的な職場を想定	実態を詳細に把握
費　用	患者が負担	会社が負担
連絡先	直接医療機関へ	上司や人事経由

に伝えたとしても，事業主がそれと異なる判断をしても問題はないのです。また，事業主は産業医を自由に選ぶことができますし，企業と産業医の契約は業務委託契約であることが多く，契約の範囲内で，産業医を交代させることもできます。その点では，企業にとって産業医とは顧問弁護士と同じような立ち位置といえるでしょう。

産業医は医師であり，多くの医師は目の前の患者様に対して良心的な対応を取りたいと思っていますが，その結果，さまざまな制約を企業側に押し付けてしまうと，企業活動のブレーキとなってしまいます。企業活動にブレーキがかかると，企業の収益低下を招き，そのことが社員の雇用を脅かしたり，待遇が悪化したりする事態を招きかねません。

一方，会社の経営者や管理監督者は，健康問題のプロフェッショナルではありません。産業医は社員の健康状態について，医学的観点から，会社側へ真摯に説明することが重要です。

◆産業医の役割や業務内容とは

・産業医の役割

産業医の役割を一言で表現すると，「職場で起こる医療問題や労災などを防ぐために，医学的知見や職場での状況を踏まえ，事業主に専門的立場から助言すること」です。代表的な職場での労災には，作業中の怪我，長時間労働によるうつ病，ハラスメントによる適応障害などがありますが，医学的観点から検討すると，標準的な予防策を講じることが可能になります。

事業主は経営の責任者ですが，必ずしも医療の専門家ではないため，どの社員が仕事によって病気や怪我になるリスクが高いのか，どのような施策をとれば社員の安全と健康を確保できるのかなどについて，医学的に十分な経験や知識があるとは限りません。

一方，産業医は専門的スキルをもって社員と面談し，事業主に対して医学的に必要な措置についてアドバイスすることができます。その産業医の意見は，社員を休ませたり，社員の職務内容を変更させたりする内容が多いのですが，企業側がそれら産業医の助言を実際に実行すると，企業にとっては短期的に人材の補充が必要になり，経営上の新たなコストが発生します。しかし，事業主が産業医の意見を尊重する姿勢を見せることにより，多くの社員は職場への信頼や安心が高まり，結果的に社員のモチベーションも向上します。時として社内のカルチャーが健康的なものへと変化することもありうるのです。

• 産業医の業務内容

一般に，産業医の業務内容の大部分は，産業医面談と意見書の記載です。産業医は日々健康上のリスクが高い社員と面談を行い，その結果を意見書の記載によって事業主に伝えます。健康上のリスクが高い社員とは，時間外労働が長時間に及ぶ社員，メンタル不調が原因で職務継続に困難がある社員，持病が悪化し職務を安全に遂行することが困難な社員などです。産業医は，産業医面談以外にも職場巡視，（安全）衛生委員会への出席，健康診断結果のチェックなどの業務も同時にこなします（表 4-2 参照）。

• 産業医業務の本質

産業医は社員の健康を守るために職場にさまざまな助言をしま

表 4-2　産業医の一般的な業務内容

- 長時間労働者，メンタル不調者等への面接指導。
- 作業環境の維持管理・作業の管理に関する助言。
- 労働者の健康管理に関すること。
- 健康教育，健康相談その他労働者の健康の保持増進を図るための措置に関すること。
- 労働者の健康障害の原因の調査や再発防止のための措置に関すること。
- 職場巡視。
- （安全）衛生委員会に出席すること。
- ストレスチェックの実施についての助言・面接指導の実施・集団分析。

すが，結果として会社にとって負担が増えることも考えられます。一つ例を提示しましょう。

例えば，残業時間が多い社員が不眠症に悩んでいるとします。その場合，産業医は「残業禁止にすべき」と意見するとします。社員にとっては帰宅時間が早まるので，帰宅後に運動をしたり，就寝前にリラックスしたりして過ごせる時間が増えるため，不眠症には良い影響があるでしょう。しかし，その社員が所属する部署からすると，その社員が携わっていた業務の一部をほかの社員が担うことになります。場合によっては，部署としての作業計画を見直さざるを得ない状況にもなりかねません。また，その社員にとって残業禁止となることは，社員自身が目指していた業務上の目標を達成できなくなることにもつながりかねません。

このように，産業医の意見は職場に対して歓迎されないブレーキとなり得ます（図 4-1 参照）。そのため「産業医面談で本音を話すと，きっと産業医は休職を勧めるだろうから，面談で本音を話しづらい」という社員の声や「産業医は健康のことだけ考えて，職場の実情を考慮してくれない」という管理監督者の声も少なくありません。

社員にとって良い産業医とは，社員自身の健康と職務への適性を重視してくれる産業医ですが，会社側にとっての良い産業医とは，社員の健康を損なわず，会社運営を妨げない産業医となりが

就業制限（ブレーキ）	通常業務継続（アクセル）
社員を休ませること ↓ 社員の健康確保 ↓ 残された社員の負担増 ↓ 企業活動の一時的停滞	職務継続可能であると判断すること ↓ 社員の自信や自己肯定感の向上 ↓ 社員の成長や達成の実現 ↓ 企業活動の発展

図 4-1　就業制限が社員や企業に与える影響について

ちです。産業医にとってそのような利益相反は，社員と会社の板挟みのような状況であり，ストレスフルな状況と言えます。そのため，産業医は社員の健康状態を客観的に評価し，職場に意見する際は内容を社員や管理監督者が納得できるよう，分かりやすく説明するスキルと能力が求められています。心理職は，そのような産業医業務の難しさをあらかじめ理解しておくことが重要です。

◆産業医と社員，産業医と人事，産業医と事業主との関係

• 産業医と社員の関係

まず，多くの社員にとって，産業医は耳慣れない存在で，産業医が具体的にどのような業務に携わっているのか知らない方が多いものです。そのため，社員が初めて産業医面談を受ける際，産業医に対して警戒心を抱いたり，誤解をしてしまうことが少なくありません（表 4-3 参照）。そのような警戒心や誤解をなくすために，産業医は面談の冒頭に産業医面談の趣旨や位置づけから説明することになります。一方，上司や人事の職員が社員に産業医面談を勧奨する際，産業医面談の概要や目的について事前に説明があると，産業医面談はよりスムーズになります。

産業医は社員と面談し，さまざまな判断をします。産業医に

表 4-3　産業医面談の誤解

- 当社に産業医はいない→ 50 人以上の事業所にはいる
- 産業医に職場のストレスを相談しても解決してくれない→産業医は会社に助言してくれる
- 産業医は治療行為をする→治療はしない
- 産業医は会社の利益を最優先する→労災をなくすことを最優先する
- 産業医面談で話したことが会社に漏れ伝わる→意見書のみが会社の管理監督者に伝わる
- 産業医は休職している社員の復職を認めたがらない→職場の復職基準と健康状態を考慮して意見する
- 産業医面談で上司のハラスメントを相談すると，それが上司に漏れる→産業医は面談の意見書の取り扱いについて細心の注意を払う

とって最も大切なことは，社員が労務によって健康を害さないことです。そのため，多くの産業医は社員が予想する以上に慎重な判断をすることも珍しくありません。例えば，復職の可否を判断する場合において，主治医がフルタイム勤務可能と判断し，社員もフルタイムでの職場復帰を希望していたとしても，産業医は職場復帰後の仕事の負荷や社員のストレス耐性やこれまでの勤務状況等を総合的に勘案し，「復職当初1カ月間は1日6時間の時短勤務とすべき」などと主治医より慎重な見解をとることがあります。この例の場合，産業医の判断は社員のフルタイムで働きたいとの希望に反することになります。

• **産業医と人事との関係**

産業医と人事は，いずれも社員の健康管理に携わる点では共通しているのですが，全て同じ考え方というわけではありません。産業医は医師であるためか，その社員が病気か否か，その社員の病気に対して医学的にどのような配慮が必要かなど，医療的な観点で社員の対応を検討します。そのため，社員が体調が悪いと訴えれば，それを尊重しますし，詳細な病状を把握しようと努めます。また，社員の健康状態について個別的に対応している主治医の専門的見解は，社員の治療成果を左右するほど重要な意味があり，それを無視することはできません。一方，人事は，社員のモチベーションやパフォーマンスについて，所属部署から詳細な情報を日常的に入手できる立場にあり，会社の事業計画や経営方針についても産業医以上に把握しています。そのため，人事は社員の健康状態と社員のパフォーマンスや会社の動向を同時に把握し，最適な対処を選択することができます。社員の健康を尊重する点で産業医と人事は立場が同じですが，具体的な対処となると異なります。産業医の立場は人事からすると健康状態を重視し過ぎるあまり，働く能力を客観視できていないのではないかと映ることも少なくありません（表4-4参照）。また，産業医は会社の対応

表 4-4　人事から産業医への要望

- 主治医の見解よりも，会社での労務状況に沿って判断してほしい
- 休職を繰り返している社員の復職の可否は，より厳密に判定してほしい
- 健康状態が悪くパフォーマンスを発揮していない社員は早めに休職にしてほしい
- 医学的結論だけでなく，職場環境に即した具体的な助言がほしい
- 会社の就業規則や人事上の慣例を尊重した判断をしてほしい
- 配置転換や時短勤務に関して意見をする場合は，それが実現可能か事前に相談してほしい

能力を無視した見解を会社に提示してしまうことも稀ではありません。その場合，産業医の意見は実現困難となってしまい，人事を困らせてしまう事態になります。組織の運営と社員の健康を両立させるには，人事と産業医の緊密な連携と情報交換は欠かせないと言えるでしょう。

• 産業医と事業主との関係

会社の事業計画や採用計画の変更によって，社員のストレスは大きく変動します。したがって，産業医は社員と面談する中で，過重労働者の人数が増える，組織編成が短期間で何度も変わるなどの要因で，それぞれの社員のストレスが増し，会社全体のストレスレベルが高まっていることを感じる時もあります。そのよう場合，産業医は事業主に対して管理体制の改善を要望することもあります（表 4-5 参照）。その場合，事業主と直接対話ができれば理想的と言えるでしょう。また，事業主から産業医に対しては，「産業医面談をしても社員のモチベーションが上がらない」「産業医が主治医の意見に従い安易に社員を休職させている」「社員の労務管理には限界があるが産業医はそれを分かっていない」などの不満をもつことが多いものです。現状では産業医と経営者の対話は十分とは言えず，今後の課題と言えるでしょう。

表 4-5　産業医から事業主への要望

- 健康的な経営に関心を持ってほしい
- 事業計画の変更や組織の再編成にあたっては，社員の業務内容変更に伴う負担やストレスを考慮してほしい
- 社員の目標達成度に関して，厳しすぎる管理をやめてほしい
- 長時間残業が慢性化している部署においては，人員の採用を増やしほしい
- 幹部職によるハラスメントに対してリーダーシップを発揮してほしい
- 女性が活躍しやすい職場環境を整えてほしい

◆ストレスチェックについて

• ストレスチェックとは

ストレスチェックは，社員が自分のストレスがどのような状態にあるのかを調べる簡易な検査です。2015 年 12 月労働安全衛生法により開始され，50 人以上の事業場ではストレスチェックを年に一回実施しなければなりません。ストレスチェックの実施者は医師，保健師，（厚生労働大臣が定める研修を修了した）歯科医師，看護師，精神保健福祉士又は公認心理師が担うことができます。多くの事業場では，職業性ストレス簡易調査票（57 項目）が採用されており（図 4-2 参照），一部の企業ではさらに質問項目を増やし，社員のストレスだけでなく，エンゲージメント（職場と従業員の関係性）やモチベーションなど，さらに詳細に社員の心理状態を明確にし，健康的な経営に活かそうとしています。ストレスチェックには，労働者の心理的負担に関する項目，心身の自覚症状に関する項目，支援の状況に関する 3 つの観点から評価され，総合的に高ストレス者と判定されると，産業医面談が勧奨されることになります。しかし，産業医面談を受けるか否かは，全て社員自身の判断に委ねられます。ストレスチェックは精神的なケアを法律に基づいて実施する画期的な制度で，情報管理も厳しく規定されており，社員にとって不利益の少ない有意義な制度であるため，今後はこのストレスチェックを起点に社員のメンタ

A	あなたの仕事についてうかがいます。 最もあてはまるものに○を付けてください。 【回答肢(4段階)】そうだ／まあそうだ／ややちがう／ちがう
1.	非常にたくさんの仕事をしなければならない
2.	時間内に仕事が処理しきれない
3.	一生懸命働かなければならない
4.	かなり注意を集中する必要がある
5.	高度の知識や技術が必要なむずかしい仕事だ
6.	勤務時間中はいつも仕事のことを考えていなければならない
7.	からだを大変よく使う仕事だ
8.	自分のペースで仕事ができる
9.	自分で仕事の順番やり方を決めることができる
10.	職場の仕事の方針に自分の意見を反映できる
11.	自分の技能や知識を仕事で使うことが少ない
12.	私の部署内で意見のくい違いがある
13.	私の部署と他の部署とはうまが合わない
14.	私の職場の雰囲気は友好的である
15.	私の職場の作業環境(騒音、照明、温度、換気など)はよくない
16.	仕事の内容は自分にあっている
17.	働きがいのある仕事だ

図4-2　職業性ストレス簡易調査票（57項目）から一部を抜粋

ルヘルス改善につなげていくことが望まれています。

• ストレスチェックの実際

ストレスチェックは導入から時間がたち，すでに多くの企業で安定的な運用がなされています。ストレスチェックは，多くの企業において，外部の業者に検査が委託されています。その場合，ストレスチェックの結果は委託先の業者から社員に直接通知されます。産業医のストレスチェックに関する業務は，主に高ストレス者との面談です。ストレスチェックの項目には，心身の状態だけでなく，同僚や上司からの支援についての項目があり，うつ病や適応障害に至っていない社員でも高ストレス者となることがあります。そのような社員が産業医面談を希望する場合，会社の人間関係や上司からのマネジメントに不満をもっているケースが散見されます。産業医は，面談の中で，主に心療内科への受診勧奨をすべきか否か，職場改善の必要性はどの程度か，などについて検討します。社員の会社への不満を評価する際，産業医として苦慮するのは，職場環境に問題があるのか，単なる社員の健康問題なのかがわかりにくいことです（表4-6参照）。ハラスメントやコミュニケーション不足，人員不足による過重労働等があれば，職場に問題があることは明確なのですが，そうでないケースもあります。例えば，社員の物事の受け止め方が偏っている場合，社員のコミュニケーションスキルが低く上司に相談できていない場合，社員の他者の気持ちを推測する能力が乏しく他人の言動を悪意と感じやすい傾向がある場合などです。それらのケースでは，社員のストレスを軽減することは容易ではありません。そのことへの対策として，面談の前に社員の情報を事前に十分得ておくこと，社員の職務遂行上の問題点を整理すること，社員や会社側に事実誤認がないかを精査することなどが挙げられます。高ストレス者への産業医面談は一人当たりの面談時間が20～30分と限られていることが多く，十分な対応ができないこともあり，心理職と協働して社員へのサポートを充実させることが今後の課題と言えるでしょう。

表4-6　ストレスチェックにおける産業医の留意点

- ストレスの原因は何か
- ストレスによって社員の健康状態にどのような変化が起こっているか
- 病院での治療が必要か否か
- 職場への不満がある場合，それをどのように会社側にフィードバックしたら良いか
- 本人は，職場改善を求めているのか，それとも傾聴のみを求めているのか
- 本人が気づいていないストレスの原因はないか

• ストレスチェックを活かすには

ストレスチェックは導入から時間が経って，形骸化しつつあるとの声もしばしば聞かれます。ストレスチェックを活かすには，ストレスと労務負荷，ストレスと職場からの支援，ストレスと体調を常にリンクさせて考えることが重要です（図 4-3 参照）。そのためには，社員は自分のストレスチェックの結果を踏まえ，個人で自分自身の労務状況を振り返るだけでなく，話しやすい同僚や信頼できる上司などがいれば，ストレスチェックの結果について話題にすることが望ましいと言えます。高ストレスと判定された方は，積極的に産業医面談を活用することが有益です。ストレスの原因を自覚したり自分で特定することは意外と難しいもので，

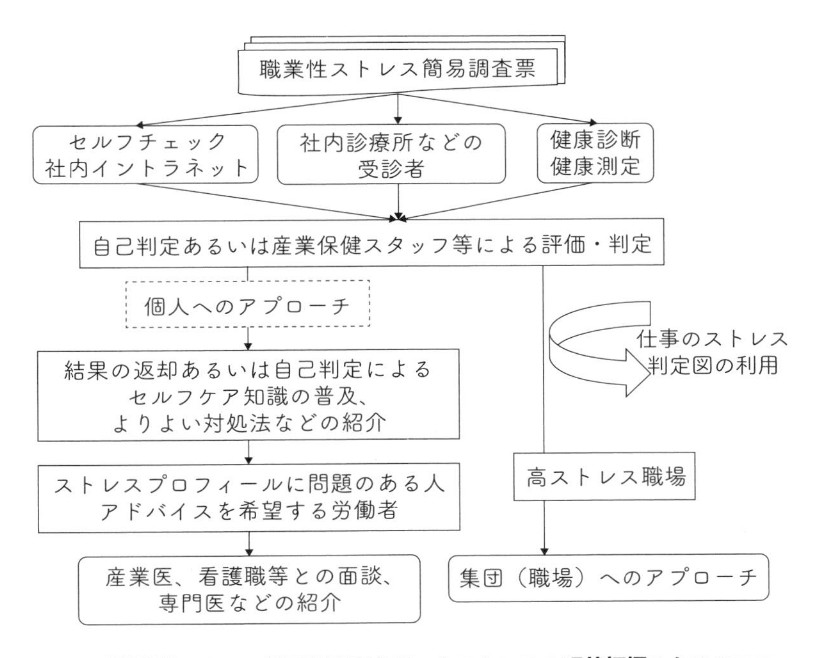

図 4-3「職業性ストレス簡易調査票を用いたストレスの現状把握のためのマニュアル」（厚生労働省：2005 年 6 月 15 日作成）より抜粋

時に他者からの助言でしか気づくことができない場合もあります。心理職にとっては，ストレスチェックは社員との面談を開始する良い機会でもあります。社員が，ストレスチェックを機に心理職との面談を希望し，ストレスチェックでは明確にならなかったストレス要因が認識できると，その後のストレス対策もより実効的になるでしょう。

◆健康診断について

•健康診断とは

健康診断を実施することは事業者の義務とされており，雇入時とその後年に1回（業務内容によっては年に2回），健康診断が行われます。健康診断の結果は本人に通知され，健診医のコメントがそこに記載されています。会社は全社員の健康診断結果を5年間保管する義務があり，産業医は全ての健康診断結果を毎年確認します。医師や保健師は健康診断結果に基づき，必要に応じて社員に保健指導をします。産業医は健康診断結果を確認し，作業の転換，労働時間の短縮等の適切な措置を講じる必要がある場合は，その旨会社に意見することがあります。

•健康診断結果に基づく面談指導

産業医は健康診断結果を社員の業務実態と関連づけて評価します。例えば，長時間残業が続いている社員に高血圧が認められた場合は，過労死のリスクが高いと考えられるため，高血圧の治療を促すだけでなく，長時間残業の是正（残業時間の制限）が必要と判断することもあります。高所での作業に従事する社員に重度の貧血が認められた場合は，ふらつきや息切れが出現しやすくなるため，身体的負担や転倒のリスクが少ない事務作業への業務転換が必要と判断することもあります。また，肝障害がある社員の作業効率が低下している場合，アルコール性肝障害などの疾患を疑い面接指導をすることもあります。これらの例のように，産業医は，全ての健診項目（表4-7参照）の中から業務と関連した項目を選別し，産業医面談の必要性を検討します。

・**健康診断結果とメンタルヘルス**

社員にとって自分自身の健康状態は，自己効力感（自分がその行動をうまく遂行できるという認知）を左右します。また，社員によっては，健康診断結果で異常が指摘されると，それが気になって，仕事に十分集中できない方もいます。ストレスが高い状態になると，人の食生活は代わり，食欲が低下したり，亢進したりします。体重増加は高血圧や脂質異常を合併しやすく，その結果メタボリック症候群に至ることもあります。このように健康診断結果は，その社員の心理状態と関連があるのです。

時間的切迫感があり競争心や攻撃性が高いタイプA性格と呼ばれる方は，心筋梗塞や狭心症などの虚血性心疾患のリスクが2倍ほど高いという研究結果があります。健康診断結果の心電図所見で虚血性心疾患が疑われる場合，産業医による面談指導がなされることが多いのですが，社員がタイプA性格である場合，まれに産業医からの受診勧奨が受け入れられないことがあります。タイプA性格の方に限らず，社員の中には貴重な労働時間の中でわざ

表4-7 労働安全衛生法に基づく定期健康診断の項目（厚生労働省）

①既往歴及び業務歴の調査
②自覚症状及び他覚症状の有無の検査
③身長，体重，腹囲，視力及び聴力の検査
④胸部エックス線検査及び喀痰検査
⑤血圧の測定
⑥貧血検査（血色素量，赤血球数）
⑦肝機能検査（GOT，GPT，γ-GTP）
⑧血中脂質検査（LDL・HDLコレステロール，TG）
⑨血糖検査
⑩尿検査（尿中の糖及び蛋白の有無の検査）
⑪心電図検査

わざ面談指導に呼ばれること自体に不満をもつ方は少なくありません。また，保健指導の中で喫煙者への指導にも配慮が必要です。喫煙や受動喫煙の害は周知の事実ですが，一部の社員において，喫煙はストレス発散の手段と認識されていることがあり，会社の産業医が喫煙の問題を指摘すると，不快な気持ちになる社員も少なくありません。そこには職場でのストレスとニコチンへの身体的依存や心理的依存が複雑に絡んでおり，保健指導においては心理的サポートを同時に意識する必要があります。健康診断での異常所見を正常化するには年単位の生活改善が必要であることが多く，多くの社員にとって健康改善へのモチベーションを維持することは容易ではありません。そのような点から，産業医による面談指導と並行して，保健師や心理職による長期的なフォローアップが重要と言えるのです。

2．心理職と産業医との連携

◆産業医の立ち位置を理解する

•産業医と社員の利害対立

通常の医療行為では，患者も医師も共に病気を治そうとし，方向性が同一であるため，利害対立は起こりにくいのですが，産業医の場合は異なります。少なからず，健康を少々害しても仕事に注力したいと考える社員の方はいますので，利害の対立が問題となりえます。簡単な例を挙げれば，産業医が健康上の理由で休職が必要と判断して社員が休職になった場合，労災を回避したい産業医は安心（産業医にとっては利益）ですが，社員の収入はその分減少します（社員にとっては不利益）。その時，社員のメンタル不調が顕著であれば，社員も休職開始に納得するので問題とはなりません。しかし，産業医からみたら深刻な健康リスクがあるのに，社員自身の自己評価では軽微な健康リスクとみなしている場合は，大きな利害対立になります。特に，これ以上休職すると自然退職になるが病状は完全に回復していない状況での復職判定では，細心の注意が必要です。

また，ADHD（Attention-Deficit / Hyperactivity Disorder：注意欠如多動症）やASD（Autism Spectrum Disorder：自閉スペクトラム症）のように本人の特性や能力が問題視されている社員との産業医面談においては，病気が原因なのか，実務上の経験や能力不足が問題なのか判定に迷うケースがあります。そのような場合，産業医が社員の病状を根拠に就業制限をしてしまうと，その後の社員のミスは全て病気の結果と社内で評価されかねません。仮に社員が能力不足と判断されれば病気扱いはされず，周囲からの支援や職務内容の変更などで職場に適応することが可能になるかもしれません。いずれの産業医の見解も，社員に対して利益や不利益をもたらしうるものなのです。

・産業医の苦渋の選択を理解する

産業医の立ち位置を知る上で，医師の裁量について理解することは重要です。通常の医療行為では診察や検査の結果から治療方針を立てる際に学会が決めたガイドラインなどが存在します。このため，たとえば肺炎と診断されれば抗生剤の選択は比較的容易に決定できます。しかし，産業医の場合はそうではありません。産業医面談では，健康とは言えないが病気とまでも言えない社員との面談が多々あります。例えば，繁忙期で残業が多く，帰宅時間が11時をすぎてしまい，入眠困難や中途覚醒などの睡眠障害が認められるが，休前日はぐっすり眠れる社員がいたとします。睡眠障害があるのだから心療内科への受診勧奨が妥当であるかというと，そう簡単には言い切れません。なぜなら，仮に社員に心療内科への受診を促すと，自分が病気扱いされたと憤る方もいらっしゃるからです。また，残業制限をすれば，帰宅時間を早めることで睡眠障害を改善させることも期待できますが，責任感が過度に強く残業制限を望まない社員の方も存在します。そのように産業医は誰もが同時に満足できる結論を簡単には出せないので，与えられた裁量の中でできるだけベストに近い見解を模索しているのです。

• 産業医の裁量を尊重する

前述の通り産業医の判断は教科書通りとはいかないことも多く，産業医が一見間違った判断をしているようでも，実は賢明な判断をしている場合もあり得ます。よって，心理職の常識からすれば産業医が誤った判断をしているように見えたとしても，それを産業医の能力不足や職務怠慢とすぐに決めつけるのは早計です。苦渋の選択を日々迫られている産業医にとっては，社員から陰で批判されることは半ば承知のことです。では心理職は，どのように産業医の裁量を尊重し，産業医を支援したら良いのでしょうか。最も実践的なポイントは，心理職は産業医を社員の前で批判しないことです。産業医は，社員，人事，経営者の間に立ち，全員を満足させることが難しい立場にいるため，常に正解がなく，様々な立場から批判に晒されがちです。心理職にとしては，社員と一緒に産業医を批判するよりも，産業医の対応の背景を考えようとしたり，「そのような産業医の考え方もありえますよね」といった共感的な態度の方が職場では適応的と言えるでしょう。つまり，心理職は思慮深く中立の立場を保つことが大切なのです。

◆産業医の個性を理解する

• 医師の職業特性を踏まえ連携する

心理職が産業医の立ち位置や裁量を理解した後に重要なことは医師という職業を理解することです。これは心理職にとっては得意なことでしょう。しかし，心理職は産業医と距離を置くことが多く，産業医と十分な意思疎通ができているとは言えません。また，産業医の中には本音が見えにくく，一見気難しそうな医師もいます。では心理職は，産業医の特徴をどのように把握すれば良いのでしょうか。例えば，産業医は普段どのような仕事をしているのかを簡単に把握する程度は必須と言えるでしょう。多くの産業医は，産業医業務と病院での勤務をかけもちしています。そのため，病院で診療していた患者の状態が急変した場合，突発的な残業になることは珍しくありません。また，他の医師が急な休みをとった場合，患者を待たせることはできないため，その穴埋めで臨時に勤務することもあります。このように，病院で働く医師は患者の診療要請を安易に断ることはできないため，企業での勤務に遅刻することもありえます。また，臨床経験豊富な医師が産業医を務める場合，自身の専門分野に関しては卓越した専門知識を有しているため，自分の専門分野となると会社に特別な配慮を求めがちです。例えば，腰痛を専門とする整形外科医は，腰痛に悩む介護職の職員との面談において，可能な限り腰痛を軽減させようと，身体的負担の少ない職務への配置転換や，腰痛の負担を軽減させる介護機器の導入を職場に求めがちです。しかし，実際の介護現場では人員不足のために配置転換がうまくいかず，また，コストを切り詰めて運営されている介護施設がほとんどであるため，機器の導入にはハードルがあります。医師は，普段務めている病院では個別の症状に対して専門的に対応できるのですが，産業医を務める職場においてはそれが十分できないため，ストレスを感じがちです。産業医は会社に対して「社員の健康のために，本当はこうして欲しい」「自分なら簡単に治せるのに，会社では何もできない」などといった医師特有の本音や不満があるものなのです。

• 医師の個性や価値観を知る

次に産業医個人の個性について考えてみましょう。当然，どの産業医も固有の価値観があり，年齢，健康状態，家族背景等も異なります。また，独自のキャリアビジョン，専門性，コミュニケーションスタイル等をもっています。産業医としての実務は正解のない問題を解くような面があり，そのような複雑な状況において産業医の個性が意思決定に反映されるものです。よって，心理職にとって産業医との連携を円滑にするために重要なことは，着任当初から産業医と率直な会話をし，産業医の話を十分傾聴し，産業医の個性をできるだけ理解しようと努めることです。心理職からすると医師というだけで話しづらい印象をもってしまうかもしれませんが，下記のような質問は，多くの産業医にとっては初対面においても馴染みのもので，誤解されたり失礼な印象を与えることにはならないでしょう。

- 「普段は何科の先生ですか？」
- 「他にどのような企業で産業医をなさっているのですか？」
- 「どういうご縁でこちらの会社の産業医になられたのですか？」
- 「どうして産業医をやろうと思ったのですか？」
- 「心理職に期待されていることはどんなことですか？」
- 「この会社の産業医業務は，先生にとって大変ですか？」

このような質問を切り口に産業医とコミュニケーションを図ることで，産業医の専門性，興味の対象，産業医としての姿勢や本音等が徐々に見えてくるでしょうし，心理職と産業医の信頼関係の向上にもつながります。

◆産業医の強みを引き出す

• 産業医の強みは専門性と個性

職場での産業医は白衣を着ておらず，オフィスの一部屋で静かに社員と面談をしていることがほとんどで，特にオンライン面談が主流の現在では地味な存在です。職場には頭脳明晰で事業内容を熟知している社員がたくさんいて，職場や社員への理解度という点でも産業医は現場の社員には到底及ばないように見えるかもしれません。初めて職場で勤務する心理職からすると，産業医の強みは一体何があるのだろうか，と思うことでしょう。

産業医の強みは人それぞれですが，大別すると専門性と個性です。専門性ですが，内科出身の産業医は糖尿病や高血圧などの生活習慣病疾患に強く，精神科出身の産業医はうつ病などの精神疾患に強いので，よく聞いてみると良いでしょう。

個性に関しては，コミュニケーションが得意な産業医もいれば，客観的な判断をする能力が高い産業医，様々な情報を記憶しそれを元に大局的な判断をすることが上手な産業医など様々です。会社の中で働く産業医は病気を治す臨床医と異なり，個性を発揮しながら組織の中での信頼関係の向上を目指しているのです。その点で，医療技術の良し悪しが求められる臨床医と医療行為をしない産業医との違いは大きいのです。

• 産業医面談を活用する

社員の中には心理職からの説得に応じなかったのに，産業医からの説得には応じる社員もいます。また，その逆のパターンで，産業医からの説得には応じなかったが，心理職による傾聴と促しに快く応じる社員もいます。一般に，産業医からの説明が有効な場面は，主に病気に関すること（表 4-8 参照）であり，心理職からの対応が有効な場面は，主に葛藤にフォーカスを当てる場面（表 4-9 参照）です。仮に病気に関することを心理職から社員に助言した場合，社員から医師ではない人から勝手に病気扱いされた，と不満をもたれることがあります。そのようなことを防ぐためには，面談の中で，心理職が社員からの信頼を獲得することが大切です。心理職が産業医の個性や専門性を把握した上で，信頼関係を構築した社員に関われば，そのアプローチは円滑で有意

表 4-8　産業医からの対応が有効な場面

• 病気にかかわること（受診勧奨，医療機関の選定，病気の予防に関すること，病気の治療と業務負荷の適正化に関すること，治療薬に関すること）
• 会社のルールに関すること（通勤，勤怠，就業規則，育休・介護休暇，残業代・出張に関する取り決め等）
• 就業制限にかかわること（残業制限，休職の適否，復職の可否，業務内容の制限，配置転換の必要性）
• 主治医に関すること（主治医への不満，治療内容への不満，主治医と会社の方針の相違への不満）

表 4-9　心理職からの対応が有効な場面

• 社員の葛藤が強く，時間をかけて傾聴した方が良い場合
• 社員が産業医面談に抵抗感や拒否感をもっている場合
• 社員が産業医面談や上司との面談後に不満をもった場合
• 社員の気づきや成長を促すような場面
• 社員の強みを考える場面

義なものになるでしょう。また，社員の病気に関することを産業医抜きで社員と心理職だけで進めることは，産業医と心理職との信頼関係を著しく損なうことになるので，避けるべきでしょう。

• **産業医と心理職のチームワーク**

心理職として勤務を続けていると，産業医の対応をそばで数多く経験するようになります。その結果，産業医の対応や社員の反応を事前に予想できるようになります。きっとこの社員はこのようなことを促され，社内でこのような措置がなされるであろう，ということを次第に予想できるようになります。産業医も同様に心理職の対応やその結果を予測できるようになります。この双方向の予想，つまり相互理解の程度がチームワークを左右します。そして，信頼関係の構築も重要です。心理職が社員を手に負えなくなったからといって安易に産業医へ丸投げすると，産業医は細かい経緯を知らなくても，すぐに心理職の姿勢が分かるものです。そのようなことが続くと，産業医は心理職からの依頼に関して抵抗を感じるようになりがちです。逆に，産業医の専門性や個性が尊重された中で社員の紹介が継続されると，産業医は心理職からの面談依頼を快く受け付けてくれるようになります。心理職が産業医の強みを引き出していくには，結局，産業医と心理職の相互理解と信頼関係が重要と言えます。

◆産業医に心理職の職務内容を説明する

• 産業医は心理職について知らない

心理職は，着任当初，先輩となる心理職が在職していない場合，つまり，その職場において初めての心理職である場合，特に丁寧に自らの専門性を社員や産業医に説明する必要があります。産業医と言っても様々で，内科や外科出身の産業医はカウンセリングや心理テストを実施した経験はほとんどありません。また，仮に精神科医の産業医であったとしても，カウンセラーのことを熟知しているとは限りません。なぜなら，多くの精神科医は日常臨床において薬物療法や診断，書類作成，病棟管理等のカウンセリング以外の業務に忙殺されているからです。そのため，心理職は産業医がいずれの科の出身であろうとも，初歩的なところからカウンセリングや自分自身の専門性について説明する必要があります。「カウンセリングができます」とだけ伝えた場合，多くの産業医にとっては，話を聞くことで社員の気持ちを癒してくれるだろう，などと連想することはあっても，それ以上具体的なことを理解してくれることはまずないでしょう。

• 心理職による面談と医師による診療の違いから説明すべき

心理職は，職場に着任し産業医と初めて仕事をする際，まず，カウンセリングと診療の違いから説明する必要があります（表4-10）。産業医は，心理職に対してメンタル不調に陥った社員へのカウンセリングを依頼する際，つい，社員の病状の改善を願うものです。医師は，疾病や異常性の有無を中心に社員を観察しま

表 4-10　カウンセリングと診療の違い

	カウンセリング	診　療
主な目的	共感や気づき	診断や治療
主なきっかけ	話を聞いてもらいたい	痛みや苦痛
対　象	心や自我	疾病
手　法	傾聴と解釈	説明と同意
終了時期	クライエントの意向	病気の治癒
費　用	自費（会社負担）	健康保険が適応可能

すが，多くのカウンセラーは，その社員のありのままを受容しようとします。医師が見ているものと心理職が見ているものは，同じクライエントでも違うのです。よって産業医からすると，カウンセリングがただおしゃべりの時間になっているのではないかと誤解することもありますので，事前にカウンセリングの方向性や手法を説明することが求められています。

• 産業医に伝えるべき具体的内容

多くの医師はカウンセリングの経験がないため，カウンセリングがもつポテンシャルを十分に理解しているとは言えません。また，カウンセリングの成果は，薬や手術の成功率と違い，数値化することが困難であり，また，カウンセリングの最中に面接室の中を覗き込むことができないため，どのカウンセラーのスキルが高いのかを判別することも難しいものです。そのように効果やプロセスを明確化しにくいからこそ，心理職は，事前に産業医に対してカウンセリングの意義や実態を可能な限り伝えることが大切になります（表 4-11）。

特に強調していただきたいことは，多くの方にとって，人に自分が話したいことを聞いてもらうことはリラックスできる体験であることです。心理職の傾聴は，共感を主な目的としているため，クライエントは自己のありのままの姿を受容されたと感じるものです。つまり日常会話とカウンセリングは大きく異なるものです。

表 4-11　心理職が産業医に伝えるべきこと

• 心理職が職場でできることは，相談や傾聴が中心のカウンセリングであること • 話すことで，社員がリラックスできることがあること • 話す中で，社員に気づきがもたらされることがあること • 心理療法は面談の開始時間と終了時間が決められていること • カウンセリングはセラピストと社員の相性によっても成果が変わること • 心理療法単体で解決することは限られており，環境調整や医学的治療などが必要となることがあること • 職場で社員の心理療法をする際には事前に約束事項が必要なこと • 面談時間は最低 1 回 30 分程度は確保する必要があること • 社員がカウンセラーに依存したり，カウンセリングによって混乱することも稀にあること • カウンセリングにおいて心理職から社員に伝えられる共感的な言葉は，寄り添うことを重視したものであること

そこで，心理職は普段から産業医と会話をもつようにし，産業医の話を傾聴するよう心がけましょう。そうすると，産業医は，心理職の話の聞き方に関心をもったり，心地よさを感じることでしょう。そのことが，産業医から心理職への信頼向上とカウンセリング依頼の増加につながります。

◆いかに社員の情報を産業医と共有すべきか

•何を伝えるか

心理職は普段職場の社員と接する機会があります。産業医は月に 1 回～数回の勤務であることが多く，常勤の産業医でない限り，社員の日常的な姿を直接見聞きすることはできません。そのため，心理職は，社員の情報を産業医に共有する必要があります。心理職が産業医に伝えるべきことは社員の労務状況や健康状態です。特に産業医の主な関心事は社員の健康状態と疾病のリスクであり，残業時間が長い方やハラスメントに悩んでいると思われる社員，体調の変化や仕事に支障をきたすような行動が出現している社員に関しては，早めに産業医と情報共有しましょう。

・情報源を明確にする

職場において社員の関する情報は主に社員本人，その社員の同僚や上司，人事部の社員等から聴取した内容となります。また伝聞だけでなく，心理職が社員と接する中で感じ取ったことも大切な情報となります。よって，心理職は産業医に情報共有する際，その情報は誰から聞いた情報なのか，自分が感じ取ったことなのかを区別する必要があります。それに加え，社員の残業時間，社員の勤務内容，職位，勤務年数などの背景となる情報を産業医に共有できると良いでしょう。

情報を伝える際，守秘義務や個人情報への配慮は必須です。心理職がメンタル不調が疑われる社員から聴取したことを会社側に伝える際，原則的には本人の許可が必要です。特に社員の会社や上司に対する不満を耳にすることは多いものですが，その際は繊細な注意が必要です。多くの社員は心理職に会社や上司の不満を話す際，それがそのまま上司や人事に伝わることを想定していません。ただ愚痴をこぼしたい場合が少なくないのです。そのため，心理職が社員から知り得た情報をどこまで会社側に共有して良いかは，当の社員に直接確認することが重要です。

・事実と評価を混在させない

心理職に限らず，職場での情報伝達では事実と評価が混在している場合が多々あります。例えば，「Aさんは最近調子が悪そうで心配です。会社を休むことも多いらしいですよ」などの表現です。「Aさんはこの1カ月，有給消化が3日間あり，上司は仕事でケアレスミスが増えていると言っていました。私はAさんの状態が少し心配です」という表現であれば，Aさんがこの1カ月有給消化が3日間あり，上司がケアレスミスが増えていると指摘していた事実が明示され，その上で，「少し心配です」と心理職による評価が述べられています。

同様に，「Bさんは最近上司に攻撃的なメールを送っているらしいです」という表現はどうでしょうか。「攻撃的なメール」は評価であり，事実ではありません。心理職が社員からこのような言葉を聞いたときに，心理職は「攻撃的なメールとはどんなメールだろう？」と疑問をもつことが大切です。実際に心理職が詳細を聞いたところ，次のことが明確になりました。Bさんは，上司との評価面談でBさんの販売実績が不十分であることを指摘されショックを受けました。そこでBさんは上司に対して「何を基準にそのような評価をしたのか」「リコールへの対応で営業に力を注げなかったのは私だけの責任なのか」「職場で残業時間が制限されている中で，私はこれ以上何をどうしたらよかったのか」という質問を，A4で3枚分ほどの文量のメールで上司に送ったとのことでした。

職場での社員間の情報伝達においては，しばしば事実と評価が混在したり，一方的な評価だけが伝えられたりしているものです。心理職はそのような職場において，可能な限り具体的な事実を明確にし，それを産業医に伝えることが大切です（表4-12）。それによって，産業医は社員と正確な事実に基づいた面談を実施することが可能となります。また，心理職による事実への評価に対する信頼性も高まることでしょう。

表4-12　伝える際のポイント

- 情報源を明示した上で事実を具体的に伝える
- 事実と心理職による評価を分けて伝える
- 評価の根拠を分かりやすく説明する
- 社員が知らない（知らされていない）事実に関しては，そのことも明示する
- 情報を提供してくれた社員に不利益がないよう配慮する

◆産業医面談につなげる

•社員に産業医面談について説明する

多くの職場で，産業医の名前と顔は社員に知られていません。それどころか，産業医という言葉を聞いたことがない社員も少なくありません。そのため，社員が心理職から産業医面談を勧められた場合，心理職はまず社員が不安を感じることを想定しなくてはなりません。その社員の不安を軽くするために，心理職は，産業医面談に関する基本的なこと（表 4-13 参照）を社員に説明し，理解してもらうことが重要です。また，面談場所や面談日時については，人事から社員に伝えられることが多いのですが，心理職はそれより前に，社員に直接，面談場所が社内であること，面談方法は対面かオンラインか，大まかな面談時間は何分程度かなどを社員に直接伝えておいた方が良いでしょう。その上で，社員がどうしても産業医面談を受けたくない，と拒否する場合は，なぜ拒否するのかその心情や理由を把握するように努めるべきです。心理職が社員に産業医面談について説明することで，社員の不安や抵抗感が軽減し，社員が主体的に産業医面談に臨むことを可能にすることができます。

•産業医について紹介する

心理職の説明によって社員は産業医面談の趣旨について理解することでしょう。しかし，それでも社員は産業医面談に抵抗感があるものです。そこでしばしば社員から「産業医の先生って，ど

表 4-13　産業医面談に関する社員への説明事項

- 職場でのストレスと社員の健康を医学的立場から検討する場。
- 産業医は職場改善に向けて事業主に助言することができる。
- 産業医は社員の健康のために助言することができる。
- 産業医は診断や治療をしない。
- 産業医面談で話した内容が一方的に会社に伝わることもない。

んな先生ですか？」と聞かれるものです。その際，心理職は，産業医の個人情報を伝えてはいけません。例えば，「当社の産業医の先生は○○クリニックに勤めている先生で，△△科がご専門です。年齢は□□歳ぐらいです。とても話しやすい先生ですよ」などと伝えると，意外なことに産業医からクレームが入る可能性があります。一部の産業医にとって，会社の社員に普段の勤務先を伝えることには抵抗感があるものです。なぜなら，産業医面談に関することを普段の勤務先の医療機関に電話やメールをして問い合わせされたらどうしようか，と考えるからです。そのような産業医は，勤務先の企業と病院をきっちり線引きしたいと考えています。また，産業医が他人によって自分の臨床の専門分野が社員に伝わることを望んでいない場合も想定しなければなりません。なぜなら，産業医面談の前に，その産業医の専門分野が社員に伝わると，先入観をもたれることがあるからです。例を挙げると，糖尿病が専門の産業医がうつ病の社員と産業医面談をする場合，社員は糖尿病が専門の先生にメンタルのことは適切に判断できるのだろうか，と心配になるような状況です。通常，内科系の産業医はメンタル不調者と産業医面談をする際，社員が不安にならないよう，自分の専門が心療内科ではないこと，社員の主治医である精神科医の見解を十分尊重するつもりであることを，適切なタイミングと言葉で伝えようとします。しかし，医師の専門分野が面談前に情報として伝えられると，産業医としてやりづらいものです。多くの産業医にとって，自分の個人情報や専門分野を社員にいつ，どのように開示するかは，自分の裁量で決めることが理想と考えています。

◆産業医面談後のフォローアップをする

• 産業医からの依頼内容を確認する

産業医面談が終了後，心理職にカウンセリングの依頼があった場合，産業医が何を期待しているのかを明確にする必要があります。心理カウンセリングの経験がない産業医は，ただ漠然とメンタル不調者だからという理由で社員にカウンセリングを勧める場合もあります。また逆に，社員の心理状態を的確に把握し，今なぜ社員にカウンセリングが必要なのか，どのようなカウンセリングが望ましいのか，を詳細に説明してくれる産業医もいます。前者の場合，心理職は，初回のカウンセリングの際，社員から産業医からどのような説明があったのかを明確にした上で，社員が本当にカウンセリングを希望しているということを確認する必要があります。後者の場合は，産業医の意図を社員が正しく理解しているのか確認することから始めると良いでしょう。

心理職が産業医からのカウンセリングの依頼内容を確認する際に重要なことは，産業医が社員になぜ社外でカウンセラーを自発的に探すよう助言しなかったのか，なぜ敢えて社内のカウンセラーを勧めたのかを明確にすることです。産業医が社員に社内でのカウンセリングを勧める理由の一つに，費用の問題があります。仮に社外のカウンセリングの費用が高額である場合，社員にそれ相応の問題意識や困り感がない限り，自ら社外でカウンセリングを希望しません。そのような社員の場合，産業医は社外でのカウンセリングよりも会社内でカウンセリングを受けた方が良いと判断するものです。

• 産業医と情報共有すべきこと

心理職が社員とのカウンセリング中，社員の言動に異変があれば，速やかに産業医や人事と情報共有する必要があります。その際，社員本人に情報共有して良いか本人の意思を確認することが大切です。心理職が産業医に情報共有すべき状況は表4-14の通りです。また，産業医に情報共有する際は，カウンセリングの経過の概要や社員の勤務状況について簡潔にまとめて報告することが望まれます（表4-15）。産業医が非常勤の場合はすぐに連絡を

表 4-14　心理職が産業医に情報共有すべき状況

- 勤怠が乱れた時
- 著しいハラスメントの被害者，行為者
- カウンセリングにおいて言動がおかしい時
- 職場から聞いた範囲で普段の様子と違う時
- ミスや不注意が頻発している時
- 残業時間が多く，社員が残業制限を望んでいる時
- 希死念慮がある時
- 飲酒して勤務した時
- カウンセリングへの不満やカウンセリングを受けることへの拒否感が強い時

表 4-15　心理職が伝えるべき内容

- 面談経過のサマリー
- 産業医面談を社員に提案した理由
- 産業医面談を社員に提案した時の社員の反応
- 社員の対応上の留意点
- 人事や上司の見解
- 直近の勤務状況

とりづらいものですが，急ぎ伝える必要がある場合は，人事職員にその内容を文章で伝え，人事から産業医に伝えてもらうと良いでしょう。

◆産業医への不満への対応

•不満にどう対処すべきか

心理職が社員から産業医への不満を聞いたとき，それに賛意を示すことは得策ではありません。なぜなら，誰が対応したとしても有効な解決策がない場合が多いからです。職場での社員のストレスは，病気の治療のように，悪いものを特定し，それを取り去れば済むような簡単なものではありません。会社側の要因，社員側の要因，コミュニケーションや会社のカルチャーの問題などが複雑に絡み合っています。そのため，心理職は産業医の判断や姿勢が悪かったと社員に同調すれば良いのではなく，様々な視点か

表 4-16　産業医面談への誤解とそれへの説明例

- 話を聞いてくれなかった
  →面談時間が限られている，面談者が多い
- 共感してくれなかった
  →産業医は中立を志向している。面談の最後に一定の結論を出さなければならない
- 会社側の立場に肩入れしていた
  →産業医は職場の労災を0にすることを目指しており，本人の自由意志よりも健康状態や医学的所見を重視しがち
- 主治医の診断書に反して復職を認めてくれなかった
  →産業医は職場での実態や過去の経緯も考慮するので，産業医の判断と主治医の判断が異なることがありうる
- 質問の意図が分からず，面談を受ける意味があったのか
  →組織運営にはルールや手順があり，産業医は社員の健康状態を推し量るための一般的な質問項目がある。一眼見ただけで社員が元気であるとわかる状況であっても，それをあえて言葉にして質問し，その回答を文字として記録することも必要。手続き上の負担としてご理解いただきたい。

ら物事を柔軟に検討する姿勢が求められています。産業医面談は時間的な制約があり，社員のストレスを詳細に掘り下げることは難しいものですが，心理職の場合はじっくり対応してそれを補うことが可能です。心理職は産業医の職務と立場をよく理解し，産業医面談への一般的な誤解とそれへの対応（表 4-16 参照）についても認識した上で，社員と共に冷静に話し合う姿勢が求められています。

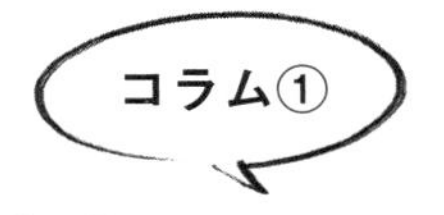

私が産業医になった理由

冲永昌悟

こんにちは。産業医の冲永昌悟です。

私は，慶應大学法学部を卒業したあとに，日本興業銀行に就職しました。私が就職した 1997 年は，バブル経済が崩壊しまさに就職氷河期でした。当時の金融機関は本当に大変で，大手の金融機関が次々に連鎖的に倒産していました。もしかしたら次は自分の銀行が破綻するかもしれない，そんな不安を持ちながら社会人生活が始まりました。私が最初に赴任したのは，都内の支店での営業職でした。今振り返るとかなりブラックな職場でした。毎日 22 時ぐらいまで普通に働き，土日も接待や飲み会などでフル稼働していたのを覚えています。その中で，やはり体調不良をきたす同僚や後輩が出現し，僕自身も軽いメンタル不調に陥りました。その時，こういう労働環境をもっと良くすることはできないのか？従業員の体調管理をもっと積極的にできないのか？職場内でもっと生産性を高めることができないのか？という疑問が生まれました。これが，私が産業医に興味を持った最初の理由です。その後医師になって 15 年ほど臨床に従事し，最初に私が専属産業医として勤務したのが，2021 年に開催された東京オリンピック・パラリンピックの組織委員会です。1,000 人以上の従業員の健康管理に加え，最大の課題は選手や関係者へのコロナ対策でした。オリンピック期間中は，全国のバス，電車，空港などの公共機関，ホテルや選手村など宿泊施設などでクラスター対策が必要です。1 年以上前から各部署の担当者と入念な話し合いを継続的に行いました。このような国家プロジェクトに参加することができ，不安もありましたが，とても大きな達成感を得ることができました。

私が最初に銀行に就職した 30 年前に比べて，社会の労働環境における健康意識が高まり，健康的経営が企業の成長の要因としても考えられるようになりました。私は産業医をライフワークとしつつ，自分自身も明るく健康的に働くことができればと考えております。心理職の皆様，是非一緒に頑張りましょう。

第5章

企業の管理者の役割と心理職との連携

亀野圭介

第5章では企業の管理者の立場を学びます。管理者（メンタル不調者の直属の上司・上長）はメンタル不調者を取り巻く関係者の中でも非常に重要な存在です。組織によって企業文化や制度は千差万別ですが，管理者は部下であるメンタル不調者の早期回復を祈りつつ，同時にビジネスの厳しい論理に晒されている点において共通しています。本章では企業の人事担当者の立場から，管理者の役割を理解するための要素を提示し，管理者としてのよくある悩みをご紹介します。管理者が組織の中で置かれている複雑な状況を知ることで，心理職と管理者が効果的に連携するための基本的な理解を深めましょう。

1. 企業の特性と管理者が置かれている状況

◆企業文化と人事制度

・企業を知る

企業との付き合いを始めるにあたってまずは担当する企業の規模やビジネスの内容，扱っている製品やサービスを把握しましょう。会社を構成する主な職種が事務職なのか，工場勤務者なのか，店舗スタッフなのか，外出の多い営業職なのかによっても企業の特性は大きく変わります。

株価や売上高などの最新の業績についても調べておくことをお勧めします。会社の業績が好調な時には，ビジネス拡大のスピードに比して人員採用が追いつかず現場は多忙を極めます。一方で業績が不調な時には，人件費の捻出が難しいために増員や欠員補充がなかなか認められずやはり現場は多忙を極めるということになります。好調でも不調でも忙しくなる要素があり，安穏としている現場というのは稀です。

それでも業績が伸びているならば，たとえ多忙でもチームの雰囲気は明るい将来に向かって前向きかもしれません。しかし不調な時は，会社の将来を悲観した仲間が会社を去ってしまい残されたメンバーにそのしわ寄せが来つつも人件費抑制の観点からその欠員を補充できないという事態に陥って，チームの雰囲気が悪化していることもあります。

現実的には社内においても市場においても「何ら変化がない」というような（およそ想像しがたいような）状況でない限りは，現場には常に負荷がかかっていると思った方が良いでしょう。表5-1 に最初に把握しておきたい企業情報の例を挙げます。

・人事制度から社風・企業文化を知る

表 5-1 の企業情報は客観的ではありますが，社風や企業文化も

表 5-1　基本的な企業情報の確認

業　種	扱っている製品やサービス，ビジネスモデル
規　模	売上高・社員数・株価の推移
事業所	各事業所の役割と場所
雇用形態	正社員，契約社員，アルバイト，派遣社員，嘱託社員など
職　種	事務職，営業職，製造職，研究職など

把握しておきたいところです。知るためのヒントはどこにあるでしょうか？　働く社員ひとりひとりと面談すれば，社内のおおよその雰囲気や考え方の共通点に気づくことができそうです。ただし多くの社員を擁する企業においては膨大な時間が必要になり現実的でない場合もあります。

一見無味乾燥に見える人事制度は企業文化をうかがい知る上で良いヒントになり得ます。人事制度には評価制度（目標設定，フィードバック，評価）や報酬制度（給与，賞与，長期インセンティブ），教育制度など様々な制度が含まれます（図 5-1）。

たとえば働き方に直結する制度として育児休業，介護休業，怪我や病気に伴う休職，休暇などがすぐに思い浮かびますが，それだけではなく全ての人事制度は会社のスタンスを表すものとしてメッセージ性を帯びており，企業文化と密接に関連しています。例えば評価制度や報酬制度，教育制度などです。現実には企業文化に基づいて設計される制度もあれば，特定の制度が長年継続した結果としてある種の文化を形作ることもあり，文化と制度は鶏と卵のような関係になっています。

心理職として企業にかかわる際には，その会社の人事制度を深く理解することで，その企業の特性を垣間見ることができるでしょう。制度の内容を表面的に眺めているだけでは「そんなものかな」という印象かもしれませんが，表 5-2 のような質問を人事担当者にすることで制度が立体的に理解できます。制度の意図や

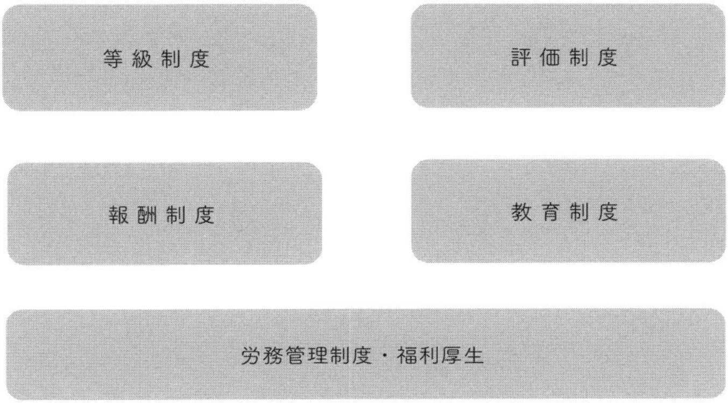

等級制度

評価制度

報酬制度

教育制度

労務管理制度・福利厚生

図 5-1　人事制度

表 5-2　質問の例

- 等級制度，評価制度，報酬制度，教育制度はどのようなものですか？
- この会社で独自の人事制度はどのようなものがありますか？
- この制度はどのような意図で作られたものですか？　実際の利用率はどのくらいですか？
- 休業を取得して復職する人の割合はどのくらいですか？
- 休業から復職した社員はどのような業務についていますか？
- 有給休暇の消化率はどのくらいですか？（このチームでは）実態としてはどのくらい自由に取得できていますか？
- ワークライフバランスに関して，採用活動で社外の候補者にアピールしていることは何ですか？
- 個々人のキャリア形成をサポートするための制度はどのようなものがありますか？　実際にはどのようなキャリア希望をもっている社員が多いですか？

運用の実態を併せて理解するようにしましょう。

福利厚生制度を例にとれば，勢いのあるベンチャー企業では長時間労働をも厭わないようなハードワーカーの健康を手厚くサポートするためのユニークな休暇制度（リフレッシュ休暇や記念日休暇，二日酔い休暇など）が充実していたり，歴史のある伝統的なメーカーでは技術力のある工場勤務者の長期就業を後押しするための手当が用意されていたりします。また外資系企業においては，仕事に直接関連しないような家族手当や扶養手当のような属人的な福利厚生を極力廃している会社も多いです。いずれもそれぞれの企業の特徴が現れています。

実際には制度として整っていなくても管理者が自分のチーム内のみで独自に実行している取り組みもありますし，特定の部門やチームにおいては他の部門・チームとは全く異なった運用が行われていることもあります。

組織内で自分の正直な意見や考えを表明することができるか，という心理的安全性の概念は1999年にエドモンドソンによって提唱されました。特定のチーム内で心理的安全性がどの程度確保されているのかを部外者が客観的に測ることは容易ではないものの，メンタル不調者が所属しているチームが実際のところどのような環境であるのかを探ることは非常に重要です。人事担当者・管理者・メンタル不調者本人との対話を通じて「実際のところチームの雰囲気はどのような状態なのか」という仮説を立てて検証し続ける姿勢が求められます。

◆管理者を取り巻く環境と責任

管理者は社員の採用，指導，評価等に責任を負っています。法的な「管理監督者」には詳細な定義がありますがここでは深入りせず，本章での「管理者」は法的な管理監督者であるかどうかにかかわらず「自分のチームの運営と結果に責任を負い，チーム全体とチームメンバー個々人を実質的に管理・指導する人」とします。

• 管理者の権限は限定的

ある程度の規模以上の企業においては管理者の大多数は中間管理職であり，採用や評価についての最終決定権を持つケースは非常に少ないと言えます。特に管理者自身の上司がマイクロマネジメント（部下に権限を委譲せずに細かい指示や頻繁な確認を行う管理スタイル）を好むタイプの場合には，管理者は上司と部下の板挟みになることが多くあります。

体調を崩してしまった部下に最大限の配慮をしたいと思いつつ，管理者が自分の一存で判断できること・実施できることは限られています。管理者は自分の上司からのプレッシャー，メンタル不調者以外の部下からのプレッシャー，産業医の意見書，人事担当者からのアドバイスなど，立場の異なる複数の関係者に取り囲まれています（図 5-2）。

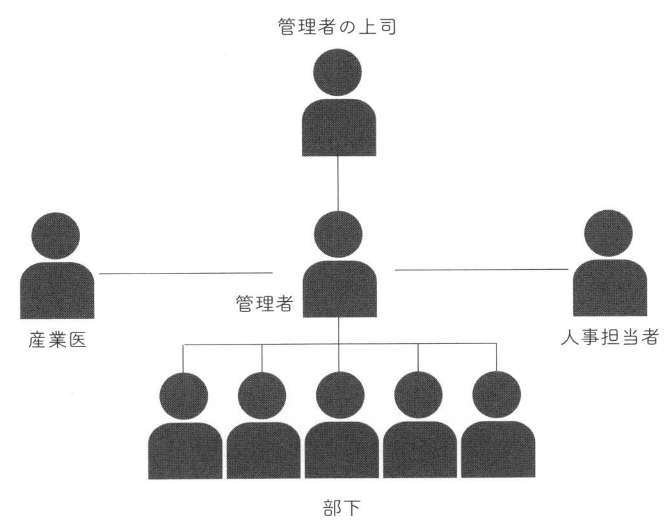

図 5-2　管理者を取り巻く関係者

• 管理者の役割はリーダーとマネージャー

管理者はチームの統率者として「リーダー」と「マネージャー」の両方の役割を負っています。この二つの役割は似て非なるものです。「リーダー」は文字通りチームをリード（牽引）する役割です。ここでは「牽引」と訳しましたが「全員を強力に後押しする」というリーダーシップスタイルもあり得ます。いずれにしても短期・中長期でチームが向かう方向性を示し，チームを導く役割があります。一方で「マネージャー」はどのような役割でしょうか？「管理する」と訳すことも可能ですが，むしろ「やりくりして何とかする」という表現が最も近いかもしれません。

リーダーとマネージャーは異なる能力が求められます。管理者は個人ごとに得手不得手がありますが片方の役割だけに集中できることは稀です（表 5-3）。一般的に言って組織の中で上位の管理者ほどリーダーの要素が多くなり，なおかつより広範囲かつ長期的な結果に責任を負うことになります。

管理者はチームを通じて結果を出すため，管理者と部下の対話は日常的に行うように努めています。この中には情報共有や業務指示，部下からの報告・連絡・相談だけではなく，多くの何気な

表 5-3　管理者の主な責任

- より上位の組織目標の達成を実現するためのチーム目標の設定（短期目標，中長期目標）
- 設定したチーム目標をすべてのチームメンバーに共有し，全員で向かう方向性を合わせる
- 部下の教育と育成
- 部下の目標設定，管理，目標達成のサポート
- 部下の業務のフォローアップ
- チームのリソース管理（ヒト・モノ・カネの管理）
- 他の部門やチームとの交渉や折衝
- 管理者として会社全体で行われる活動に参画

い雑談も含みます。部下の中には業務上のことだけに集中したい人もいれば，業務以外の話題ではカジュアルな距離感をもちたい人もいますが，何気ない雑談を通じて，人となりやコミュニケーションのスタイル，個人的な話題にどのくらい踏み込むかという距離感をお互いに測っています。雑談による関係性の構築は重要であり，多くの部下をもつ管理者は意図的に部下への声がけを行いますが，昨今ではテレワークの普及に代表される働き方の多様性の拡大により，以前と同様のコミュニケーションの取り方では関係性を築くのに時間を要するケースが増えています。チーム内コミュニケーションの方法や頻度について試行錯誤を行うことも管理者の大切な役割の一つです。

• 人事担当者の役割

管理者が現場を統括して管理する一方で人事担当者は何をしているのでしょうか？　企業で働いた経験がない場合，企業の人事部が具体的に日々何をしているか想像することが難しいかもしれません。最も社外から見えやすいのは採用業務や研修業務だと思われますが，特に本書の趣旨に関連するものを列挙すると以下のようなものがあります（表5-4）。

人事の業界では「組織の成熟度が非常に高まれば人事の仕事はいらない」とか「最終的には現場の能力が上がって，人事部がなくなることが組織の成長の証」という考え方が昔からありますが，

表 5-4　労働安全管理に関連する人事担当者の役割

- 人事制度の設計と更新
- 労働安全施策の実施，健康経営® の実践
- 産業医や労働法弁護士のような外部専門家との連携
- 優れた管理者の継続的な育成
- 労務関連トラブルの解決
- 人件費と人員数（ヘッドカウント）の管理
- 社外からの採用業務，社内公募制度運用
- 異動，出向に関する社内議論のリードと調整

それでも大多数の企業で人事部は存在し人事担当者の仕事が完全に無くなる気配はありません。その一つの理由として，人事の役割として「優れた管理者の育成」があることが挙げられます。

• 管理者の育成

管理者は常に同じ人たちが継続的に務めているわけではなく，組織の中で常に入れ替わっています。類似の事例を何度も経験しているベテラン管理者もいれば，はじめてのケースに内心戸惑っている経験の浅い新任管理者もいます。人事と管理者の連携が必要な際には，管理者の習熟度によって，人事担当者と現場の管理者の役割分担が自ずと異なってきます。

ベテラン管理者であれば，部下のひとりが体調を崩してしまった際の初動対応，当面の業務調整，他のメンバーへの説明，法的制約の確認，労務管理上の注意点などをきちんと意識して落ち着いて対応できるでしょう。体調を崩した本人とのやりとりを管理者がリードし，人事担当者は手続き面からのサポートに徹することもあります。

一方で新任管理者が「こういう場合にはこのように行動してください」という詳細なレクチャーを事前に受けることは稀です。管理職に昇進したときに数日間の新任管理職研修を用意している企業は多いものの，管理職の責任と知っておくべき基礎知識は多岐にわたっていて部下の健康管理・労務関連知識はそのごく一部です。必要な内容をすべて新任管理職研修でカバーすることは現実的には難しく，管理者に昇進した時点で「部下がメンタル不調に陥って主治医の診断書が出たときに何をするか」まで踏み込んだケーススタディを行ったことがある管理者はごく一握りです。新任管理者が統括するチームでメンタル不調者が出てしまった場合は，人事担当者が管理者を強くサポートすることになります。

また，そもそも管理者との関係に悩んで部下がメンタル不調に陥った場合は，たとえベテラン管理者であっても管理者と部下の直接のやりとりを遮断するケースもあります。

◆勤怠管理と就業上の配慮

・勤怠管理とは

労働日数や労働時間に関する管理を総称して勤怠管理と言います。勤怠管理に含まれる項目は非常に多岐にわたっており（表5-5），多くの企業では勤怠管理システムを導入して労働時間や休暇の管理を行っています。管理者は部下の勤怠を適切に把握し管理する責任があります。勤怠の乱れはないか，残業時間が累積していないか，複数の部下の休暇取得希望日が重なって業務運営上のリスクにならないかなどを確認して，チームを運営しています。なお勤怠管理のベースとなる労働時間制については通常の(固定)労働時間制以外にフレックス制，変形労働時間制，裁量労働制などがあり本書ではその詳細を割愛しますが，一部の労働時間制においては厳格な労働時間管理が馴染まないものもあります。

・勤怠管理のスタイル

勤怠管理は法的に管理者に求められる非常に重要な役割ですが，現場の運用スタイルは業種や職種・部署により大きく異なります

表 5-5　勤怠管理に含まれる項目

- 労働日数，欠勤日数
- 始業時刻と終業時刻（遅刻，早退，一時外出の管理）
- 労働時間数（1日あたり，1週間あたり，1カ月あたり，3カ月あたり，年間あたり）
- 時間外労働時間数（いわゆる残業時間）
- 深夜労働時間数
- 休日労働時間
- 休日労働日数，代休取得日数
- 振替休日
- 有給休暇日数（時間単位を含む），有給取得残日数
- 積立休暇や特別休暇

表 5-6　勤怠管理のスタイル

柔軟な管理	個人の自主性に任せる（例：休暇取得により業務に悪影響が出ないよう本人が調整する）
	勤務時間の多寡ではなくアウトプットの量や質で評価する
	個人にある程度の裁量のある業務
↕	
厳格な管理	規律を徹底し勤怠管理の趣旨に忠実に細かく把握し管理する
	規律を守って勤務したことも評価する
	同じ業務を行う複数の担当者を常に一定人数確保する必要がある業務

(表 5-6)。

業務内容から考えて厳格な管理が必要な場合を除けば，一見すると柔軟な管理が正しいように見えるかもしれません。しかし，たとえ業務内容としては柔軟な管理が可能だとしても，管理スタイルはチームや個々人の成熟度や自律性によって使い分けているのが実態です。社員がそもそも仕事に求めるものが多様化していることもあり，個々人のモチベーションレベルや能力によっては緩い管理を行った結果として全く業務が回らなくなるリスクもあります。厳格な管理には管理のためのコストや手間がかかり，部下の自主性を尊重できないというデメリットがありますが，長期的に柔軟な管理に近づけたいと内心思いつつも，現時点では厳格に管理するという判断が合理的となる状況もあるでしょう。

・部下の異変に気づく

柔軟なスタイルであれ厳格なスタイルであれ勤怠管理を適切に行い，定期的に部下と言葉を交わしていれば異変に気づくことができます。前述の心理的安全性が確保されている職場であれば，部下は事前に管理者に何らかのシグナルを発したり直接相談をしたりしています。業務量や人間関係の相談や，結果が出ないことの不安，睡眠不足や食欲不振などの身体症状を打ち明けられることもあるでしょう。

管理者は相談を受けて，人事担当者や産業医のアドバイスを仰ぐことができます。本人の状態を見て「今日は仕事を切り上げてすぐに心療内科を受診した方が良い」と勧めることも可能です。企業ではメンタルヘルス研修を通じて「こういう状況のときには，こういう形で上司や人事に相談すべき」「管理者は部下の異変にアンテナを張り予兆に気づいたら人事に早期相談を」というメッセージを共有していますが，もし部下に「上司に弱みを見せることは自分の評価を下げることに直結するかもしれない」という恐れがあれば，相当に状況が悪化するまで管理者には相談しないこともあります。社員が気軽に相談できる窓口を確保するため2000年代後半以降，社員の健康サポート，特にメンタル面での支援を目的として，社外の従業員支援プログラム（EAP：Employee Assistance Program）を導入する企業も増えています。

・就業配慮の種類

部下がメンタル不調となり主治医から「就業上の配慮を要する」「業務の軽減を要する」という診断がされた場合，管理者は部下から直接あるいは人事部を通じてその診断書を受け取ります。それを受けて部下は産業医面談を受け，管理者と人事担当者は産業医の意見書も踏まえて就業配慮を決定することとなります。例えば一時的な残業禁止や残業時間の制限，あるいは短時間勤務，長時間の運転の禁止などがあります（表5-7）。

・就業配慮とチーム内の公平性

どのような就業上の配慮をするにせよ，その実施は一筋縄では行かないことが多々あります。特に全く同一の業務を行う複数の部下を管理している場合に，必ず公平性の議論が出てきます。

例えば大規模なコールセンターや製造業の工場の生産ラインを想像してみましょう。管理者は「全く同じ業務をしていて待遇も大きく変わらないはずなのに，なぜあの人だけ軽い業務が許され

表 5-7　就業配慮の例

• 短時間勤務
• 軽作業や定型業務への従事
• 残業・深夜業務の禁止
• 出張制限
• 交替勤務制限
• 危険作業，運転業務，高所作業，窓口業務，苦情処理業務などの制限
• フレックスタイム制度の制限または適用
• 転勤についての配慮　など

引用：中央労働災害防止協会安全衛生情報センター，心の健康問題により休業した労働者の職場復帰支援の手引き https://www.jaish.gr.jp/information/mental/Return7.pdf

るのか」「なぜあの人だけが優遇されて，自分その分をサポートしてワリを食わなければいけないのか」という疑問に答える責任を負います。体調不良の詳細をどこまで伝えて良いのかを本人とも相談し，適切な情報共有を行ってチームメンバーの理解を得なければ，チーム全体のモチベーションが下がってしまう懸念があります。

◆人事評価制度運用とフィードバック

• 評価制度の目的

人事評価制度は目標を設定してその達成度を評価するものです。目標の設定や評価は何のために行うのでしょうか？　整理すると人事評価制度には3つの大きな目的があります（表5-8)。

評価制度運用においては目標設定の納得感とフィードバックが特に重要です。目標設定はいわば「期待値の言語化作業」で，チームにメンタル不調者が出てしまって他メンバーの負担を大幅に増やして更なる貢献を期待する場合は，必要に応じてそのメンバーの目標を修正します。

管理者は日々のフィードバックを通じて部下の目標達成をサ

表 5-8　人事評価制度の目的

1．目指す方向と達成すべきレベルを明確にすることで達成意欲を高める
2．難易度の高い目標に挑んで優れた結果を出した人材を認め，貢献度に連動した処遇を行う
3．フィードバックを通じて個人の目標達成をサポートし，人材を育成する

ポートし同時に本人の成長を促します。目標管理制度の運用に長けた管理者はこのフィードバックの頻度をなるべく高めて部下との信頼関係を構築しています。

• フィードバックを通じた信頼関係の構築

フィードバックの重要性を表すのにボウリングの比喩が使われます。設定した目標はボウリングにおけるピンのことです。もしピンの前に黒いカーテンがかかっていて，ピンが全く見えない状態でボールを投げた場合何が起こるでしょうか？　投げたボールがピンに当たったことは音で分かるかもしれませんが，何本倒すことができたのか，どのピンが残っているのかは全く分かりません。何度ボールを投げても上達は見込めません。

反復練習によって上達するためには，そもそも目標が見えることが必要です。また目標を達成するために起こした行動がどういう結果を生んだのか，を本人にタイムリーに正確に伝えないと次の行動を改善することができません。行動の結果が好ましかったのか好ましくなかったのかというフィードバックは早ければ早いほど良いと言われていますので，年1回のフィードバックでは全く不足であることが分かります。年末になって「今年の2月のあの行動は良くなった」などと初めて指摘するのでは，確実に部下の信頼を失うことになります。管理職は常に「これが良かった」「これが良くなかった」というフィードバックを頻繁に行うことが求められています。

フィードバックにおいては「うまくいったこと」「次に活かす

べき改善点」をただ伝えるだけではなく，フィードバックを通じて部下の成長をサポートしているという姿勢を見せて，信頼関係を構築することが重要となります。

・休職者の評価

体調を崩して一定期間休職した部下の評価をどうするのかは非常に難しい問題です。体調を崩したことを理由に評価を下げてしまうのはいかにも問題がありますが，かといって他のメンバーに比して年間貢献度が限定的であることも確かです。その扱いは企業によって異なりますが，管理者は評価制度の原則と例外をよく理解した上で，休職した部下にもサポートした他メンバーにも納得感のある評価を与え，その理由を説明しなければなりません。

◆業務量の調整

ライフイベント（育児や介護など）や体調不良を理由として部下のひとりが一定期間休業や休職をする場合に，どこまでを「お互い様」の範囲内と定義してチーム内の負担を調整するかは管理者にとって頭の痛い問題です。短期間であれば「自分や家族の病気や怪我は誰にでも起こり得ることだからお互いに助け合おう」という形でチームメンバーの理解を得られますが，休む期間が長引く場合にはそれだけでは理解が得られません。考えられる方法は3つあります（表5-9）。

表5-9を見てお気づきかと思いますが，ほとんどの施策が管理者の一存で実施できるものではなく，社内関係者の同意を必要とし，一朝一夕で実現しにくいものです。管理者はこのような事態になることも事前に想定して，社内外のリソースを活用するための準備をしておくことが肝要です。たとえば社内リソースとしてグループ会社からの出向受け入れスキームの準備，社外リソースとしてどの業務であれば業務委託が可能なのか，具体的にどの業者であれば量的・質的に対応できるのかを知っておくなどです。

表 5-9　業務量の調整方法

1.　業務の量や質を調整してアウトプットを減らす。
・やる予定だった活動を中止・延期する ・自分のチームで請け負った業務を他部門に依頼する ・アウトプットの質を下げる
2.　人手を増やすことで休職によるインプットの減少を補う。
・残業量を増やして対応する ・一時的なサポート人員を追加する（派遣社員やアルバイトの増員，グループ会社からの出向など）
3.　業務の生産性を上げ，少ないインプットで多くのアウトプットを出せるようにする。
・非効率業務を洗い出し，プロセスを改善する

◆配置転換とヘッドカウント管理

•配置転換を阻むもの

就業配慮については前述の通りですが配置転換が必要となると難易度は一気に上がります。よくある事情としては，専門性をもった人材が限られているため元の業務に復帰して欲しいとか，配転先がなかなか見つからないというものがあります。昨今では終身雇用制度が制度疲労を起こしてきていることにより外資系企業の制度を一部取り入れる動きも加速し，配置転換はさらに難しくなっています。ここでは背景知識としてジョブ型雇用とヘッドカウント管理の考え方をご紹介します。

•ジョブ型雇用とメンバーシップ型雇用

ジョブ型雇用は外資系企業では一般的に採用されており，2020年以降は大手日本企業でも検討や導入が進んでいる制度です。職務（ジョブ）の内容と責任を一つ一つの職務ごとに明確に定義して，遂行できる能力を持った人にそれを担当してもらうという考え方であり，終身雇用制度を前提として大手日本企業で採用されていたメンバーシップ型雇用と対比される概念です。

メンバーシップ型雇用においては終身雇用制による雇用保証を与える代わりに，会社への強い忠誠心を求め，時には社員本人の意に沿わない異動を強いることすら可能でした。会社は退職予測と要員計画を通じて必要な社員数を算出し，主に新卒採用によってそれを補い，様々な職務をローテーション（つまり異動）させて社内でジェネラリストを育成してきました。しかし日本全体で成長が鈍化し終身雇用制の維持は現実的に難しくなってきています。

一方でジョブ型雇用では業務を実行するための組織図を先に描き，必要なポジション数と各ポジションに求められる職務を詳細に定義します（図 5-3）。このポジションは「箱」のようなもので，箱が先にあってそこに適切な能力をもった人を当てはめるというイメージです。もはや終身雇用を約束できなくなった日本企業もこのジョブ型雇用の要素の一部を取り入れる動きが始まっています。

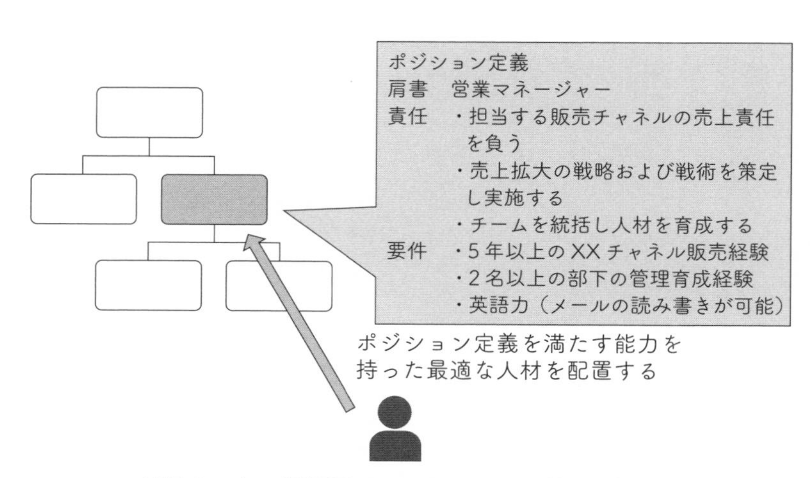

図 5-3　ジョブ型雇用におけるポジション管理の考え方

・ジョブ型雇用における配置転換

このジョブ型雇用が採用されていると配置転換は非常に難しいものとなります。「復職可能。ただしこれまでの所属部署での復職を避けること」という意見書を得た場合に，職務のスキル要件が同じあるいは類似した業務が社内に複数あって（例えば別の店舗や別の事業部に存在していて），受け入れ可能であれば実現の可能性があります。

一見すると類似した業務であっても，扱うサービスや製品や設備が異なれば求められる知識や経験が異なります。異動後の教育や研修によって短期間で活躍できる見込みがあればすんなりと配置転換が叶うこともあり得ますが，多くのケースにおいてはそこまで楽観的になれず，受け入れ側の管理者が受け入れに難色を示すことが多くあります。前述のように管理者は自分のチームの結果責任を負っていることもあり，人選に慎重になる傾向があるのは当然です。

・ヘッドカウント管理

企業において会社の業績不振に即応した柔軟な人員調整（特に人員削減）は行われませんし，そうすべきでもありません。そもそも企業は雇用維持についての社会的責任があり，短期的な業績不振時には業績回復のため既存社員の奮起が必要です。いずれにせよ雇用に直接リンクしている人件費は業績不振になっても短期的に調整することが難しいものです。

そのため多くの企業では単年度人件費が人件費予算に収まっているだけでは不十分として，中長期の人件費管理のために人員数を厳格に管理しています。この人員数のことをヘッドカウントと言います。

人事担当者は事業部長などの上級管理職とともに単年度人件費とヘッドカウントの両方を管理しています。特に外資系企業においてはこのヘッドカウント管理が非常に厳格で，業績不振であるときほど例外が認められません。

- **配置転換を受け入れるチームの事情**

復職者を休職前とは別のチームに配置転換することを想定し，そこに空きポジションがある理由と状況を考えてみましょう。業績拡大に伴う増員かもしれませんし，既存人員の退職による欠員補充かもしれません。増員を予定している，あるいはすでに欠員があるチームは業務過多に陥っており即戦力性が高い人材を求めています。

復職者を配置転換して空きポジションを埋める場合，メリットとデメリットの両方があります（表5-10）。特にせっかく業務を教えたのに遅刻や早退を繰り返してしまう場合，チームメンバーのフラストレーションは「なぜ無責任にあの人を受け入れたのか。誰にとってメリットのある配置転換だったのか」という形で管理者に向かうことになります。

管理者はチームのアウトプットを最大化する責務を負っており，前述のとおりチームの人員数には制限があります。社内外から空きポジションを埋めるベストな人材を獲得すべく動いている中で，復職者を優先して受け入れることに慎重になる心情も理解できます。企業としての中長期の経営計画に基づいた人件費予算および要員計画があり，それが細分化されて結果的に自分が管理する

表5-10　配置転換によって復職人材を獲得する場合のメリットとデメリット

メリット	•社内人脈を活かして早期に貢献し始めることができる •社内手続きについての理解が活かせる •本人が心機一転，モチベーション高く仕事に臨める可能性あり
デメリット	•勤怠が安定しないリスクがあり，チーム管理が難しくなる可能性がある •類似業務の経験があったとしても，これまでの経験がそのまま活かせるとは限らない •本人が新しいチームや新しい職務に慣れるための前向きな気持ちをもてないことがある

チーム人数が定められているため「あのチームは体調不良者を受け入れたから結果が出なくても仕方ない」とはなりません。管理者はチームメンバーの体調やモチベーションも総合的に管理して最終的に結果を出すことを求められているのです。

◆働き方および雇用契約の多様性

・多様な働き方を認める

働き方改革の旗印の下，多くの企業は社員個々人の多様な働き方を認める方向に舵を切っています。育児や介護あるいは社員自身の持病の治療と並行して勤務を続けることも当たり前になってきました。定年退職後に再雇用されるケースや個人事業主として業務委託を受託するというケースもあります。

企業が多様性を認め，多様な働き方のニーズに応えられるのは望ましいことですが，管理者にはどのような影響があるでしょうか。

高度経済成長期には，チームメンバー全員を四年制の大学を卒業した男性社員で揃え，全員が専業主婦の妻のサポートを得て長時間残業するような職場もありましたが，時代は大きく変わりました。性別や国籍，働く場所だけではなくそもそも仕事に求めるものが多様化しています。仕事を通じた自己成長や社会参加という目的を強く意識する人もいれば，仕事はあくまで生活の糧を稼ぐためと割り切って仕事以外の人生の充実に重きを置く人もいます。

・多様性のあるチームを管理する

個々人の仕事観に応じて企業の中で働く人の契約形態も多様化しています。無期雇用契約のみならず，有期雇用契約（契約社員・パート・アルバイトなど），労働者派遣契約（派遣社員），業務委託契約など様々な形態の社員が働いています。

チーム構成の多様性が高いことはアウトプットの質を高める可

能性を秘めていますが，チーム管理の難易度が飛躍的に上がります。管理者は多様なメンバーの働き方や強みをその時々でうまく組み合わせて結果を出し続ける力量が求められています。一方でメンタル不調は誰にでも起こり得ることです。復職者の仕事観や働き方のスタイルを多様性の一つとして受け入れて，柔軟に対応できる管理者およびチームを増やしていくべきですが，その責任を管理者だけに負わせることなく，人事担当者や心理職がそれを強力にサポートする必要があります。

◆管理者自身に対する評価

・チーム統率力が評価される

管理者がチームの結果責任を負うという点について繰り返し述べてきました。それに加えて管理者はチーム統率についても評価をされることになります。会社によっては管理者自身の評価項目に，部下の育成度合いやチームのエンゲージメント（会社に愛着をもってプラスアルファの結果を出そうとする意欲）が含まれています。「あの管理者のチームではメンバーから不満が噴出していて適切にチームを統率できていない」と評価されることは，管理者自身の今後のキャリアにとってマイナスに影響することになります。例えばメンタル不調者のために良かれと思って最大限の就業配慮をしたところ，チームへの説明不足から理解が得られず不満が生じてしまい，それをそのまま放置してしまうと自身の評価を危うくすることになります。

・管理者を理解しサポートする

ここまで述べてきたように管理者の責任は多様かつ難易度の高いものです。社内外に多くの関係者がいて，数多くのトレードオフ（両立が難しく，あちらを立てればこちらが立たないという関係）がある中で結果を出し続けなければなりません。さらに管理だけに集中している管理者は少数派であり，ほとんどの管理者はプレーイングマネジャーとして組織管理と並行して，プレーヤーとして現場の実務を担当しています。実態として管理者の業務はかなりの激務であることが多く，すぐに解決できないような頭の痛いビジネス上の問題をいくつも同時に抱えている状況で，新たに自分のチームで体調不良者が出た場合に常に冷静沈着に前向きに行動できる管理者ばかりではありません。

ですから管理者自身の行動に問題があって明確な行動変容が必要なケースを除けば，管理者を取り巻く心理職や人事担当者は「いかに管理者をサポートするか」という心がけで臨む姿勢が求められます。

中間管理職として部下にも同僚にも上司にも弱みを見せられないという状況に長く置かれることで，管理者自身のメンタルケアが疎かになっているケースも散見されますので，心理職として管理者に接する際には管理者の置かれた状況にぜひ寄り添っていただきたいと思います。

2．心理職と企業の管理者・人事部との連携

ここまで就業配慮や配置転換を難しくしている背景と管理者を取り巻く複雑な状況を確認しました。学んだことを踏まえ，産業医，管理者，人事担当者が連携する事例をみてみましょう。事例における産業医の対応は，初めて企業に着任した心理職にとって，管理者や人事部と連携する上での指針となるでしょう。

■事例1

本社経理部（人数７名）に所属するＡさん（男性）は主に資金調達と税務を担当しています。同じチーム内の先輩社員からの厳しい指導に悩んだことをきっかけに自己肯定感が著明に低下して，食欲不振と睡眠不足を訴え主治医に適応障害と診断され

ました。「1カ月間の休職を要する」という診断書に基づいて休職に入ったのち更に1カ月間休職を延長しました。計2カ月間の休職の後，主治医から「復職を可とする。ただし従前の業務ではなく配置転換を行うことが望ましい」との診断書が出されて復職検討プロセスに入りました。主治医の診断書を踏まえて，産業医はAさんと面談をして健康状態を確認し，Aさんの体調が出社可能なレベルまで回復していることを確認しました。

管理者（経理マネージャー），人事担当者，産業医は，Aさんの復職に先立って3者での打ち合わせを設定し，復職方法を検討しました。

- **人事担当者**：Aさんは経理以外の業務経験がなく，キャリアの面から経理から大きく離れた業務に異動することは，たとえそれが一時的な措置だとしても望んでいない。
- **人事担当者**：社内には経理のスキルを活かせる業務として工場の経理課があるものの，遠方への転勤が必要になってしまうためAさんが望まない可能性が高い。さらに工場経理課では外部人材の採用を計画しており現在2名の有力候補者に絞り込まれている。
- **産業医**：主治医による配置転換の要請は少なくとも当該先輩社員との関係性が変わることを意図している。
- **産業医**：工場への転勤を伴う配置転換（異動）は，たとえAさん自身が望んだとしても，私生活も含めて変化が大きすぎるため，現在の健康状態を考えるとリスクが大きい。
- **管理者**：Aさんは本社経理部内でもっとも税務に関する知識と経験が抱負であり，部内でもAさんに頼っている状況にある。他のメンバーでは十分にこなすことが難しく，Aさんが休職期間中も他の経理部員の残業が多く発生してしまっている。他メンバーへの負荷を避けるためにもできることならば本社経理部に復帰してほしい。

結論として本社経理部内に復職させるものの，復職タイミングで部内の担当業務を調整することにしました。他のメンバーでも担当可能な資金調達業務を手放し，Aさんの強みが活かせる税務に集中させ，税務においては他メンバーのサポートも新たに担当することとしました。

管理者は当該先輩社員とも事前に面談し，Aさんの復職をサポートするプラン作りに巻き込むことで，休職前の関係性をそのまま引きずらないように誘導しました。またAさんの復職にあたって人事担当者同席の下でチームメンバー全員を集めて，Aさんの復職をチームとして支援することはAさんのためだけではなく，新しい業務分担によってチームとしてより効率的に動けるメリットがあることを強調しました。

事例のポイント

①産業医は配置転換の難しさを理解した上で，Aさんの健康管理のために何を実現すべきかを指摘することで，管理者の現実的な判断をサポートしました。

②管理者はAさんの強みを活かした新たな役割分担をデザインすることで，Aさんとチームメンバーの双方にとって受け入れやすく，かつチームの生産性を犠牲にしない方法を探りました。

③管理者は自分の意図を明確にしチームメンバー全員に事前に周知することで，チームメンバーの協力をとりつけました。

④人事担当者はAさんのキャリアと会社として提示できる可能性の両方を考慮し，管理者の意思決定をサポートしました。

■事例2

Bさん（男性）は工場の製造ラインの製造オペレーターとして2年目を迎えました。ここ2カ月間は担当している製造設備が安定的に稼働せず，トラブルシューティングのため連日のように早出・残業を繰り返していました。そんな中，Bさんのミスによって間違った原料が製造ラインに流れたことで生産性が著しく低下して，同じ製造ラインを担当する他の3名のメンバーとの人間関係が悪化してしまいました。

残業時間が月間80時間を超えたために産業医面談を実施していましたが，他のメンバーとの人間関係も気に病んだBさんは「うつ状態」との主治医診断書を提出して，休職に入りました。休職期間中は月1回の産業医面談を継続的に実施し，面談後には管理者・人事担当者が産業医から「デブリーフィング（debriefing：事後の要点報告）」と称した情報共有を受ける体制を取りました。

Bさんの管理者はまだ就任して間もない製造課長でチームの規律を厳格に重んじるスタイルでしたが，産業医からのデブリーフィングを通じてBさんが求めているサポートや復職に当たって不安に思っていることを知ることができました。

産業医はBさんから面談で聞く限り，製造課長は厳格で融通が効かない管理者というイメージを抱いていたものの，製造課長との複数回の直接対話を通じて製造チームが現在置かれている状況と雰囲気，管理者が負っている責任，工場の製造ラインチームを統率する上での悩み，復職する際に妥協できないポイント等を理解しました。

結果的に6カ月に及んだ休職を終えて復職する際には，主治医が運営する施設でのリワークプログラムでの出社訓練を経た後に正式に復職し，管理者・産業医・人事担当者で協議して作成した3カ月間の職場復帰支援プランに沿って業務負荷を徐々に増やしながら丁寧な進捗管理とケアを行って復職をサポートしました。

事例のポイント

①管理者は就任して間もないため，始めての経験に戸惑いがありました。人事担当者は新任管理者のサポートと育成を考慮して，丁寧に寄り添うアプローチをとりました。

②デブリーフィングは，管理者にとってはメンタル不調者へのケアのあり方を気づかせる契機となり，産業医にとって現場での実態や管理者の人となり・悩みを理解する貴重な機会となりました。デブリーフィングは産業医と人事担当者だけで行われることも多いですが，管理者を同席させることで健康管理のあるべき論と現実論を近づけることができます。

③管理者・産業医・人事担当者が共同で職場復帰支援プログラムを作成したことは，予定通りに職場復帰が進まない場合でも，復職者が相談する相手が複数確保されるため心理的安全性の観点から望ましいです。またこの事例のように管理者が他のチームメンバーの手前，現場では厳格なスタイルを維持する必要がある場合は，意図的に産業医と人事担当者で役割分担して復職者のケアを行うこともできます。

第5章の参考文献

石井遼介，心理的安全性のつくりかた 「心理的柔軟性」が困難を乗り越えるチームに変える，日本能率協会マネジメントセンター，2020年

中原敦，フィードバック入門 耳の痛いことを伝えて部下と職場を立て直す技術，PHPビジネス新書，2017年

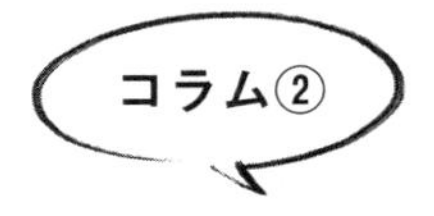

人事の仕事と気持ちのゆとり

亀野圭介

毎朝通勤時に交通量の多い交差点を渡る必要がありますが，あえて一つ手前の交差点で道を渡ることにしています。赤信号で立ち止まり空を数秒間眺めると雲がどの方向に流れているかがわかります。「雲の流れを把握できている自分はいま気持ちにゆとりがあるのだな」と確認するためのルーティンです。雲を見れば季節の変化が感じられ，満員電車の喧騒も忘れることができます。

私は仕事に没頭すればするほど「相手からぐぅの音も出ないような展開」を望む傾向があります。大学時代に理系の学部で学んだせいか，かつては揺るがない一貫した論理によって物事が効率的に進行するのは価値あることだ，とすら思っていた時期もありました。しかしある時，私が書いたメールを読んだ上司から「必要事項は網羅されていて結論も正しそうだけど，雰囲気や紆余曲折や悩んだポイントがそぎ落とされ過ぎていて全然わからないから，最初から説明して」と言われてショックを受けました。上司個人の視点や心情を考えるゆとりが無くなっていたことをようやく自覚しましたし，そんなゆとりのない人事担当者には社員も相談事を持ち掛けたくないですよね。

人事の仕事においては「原則を押し通すべきか」「柔軟に対応するか」を決める場面が多くあります。個々人の生活への影響，他の社員の受け止め方，会社としてのリスク管理等，視点を振ってシミュレーションします。原則を曲げてばかりいたらフェアネスが確保されず統制がとれない事態も起こり得ます。かといって初動で原則にこだわる姿勢を強く打ち出した場合，その後の対話が全く機能せず事態が進展しないこともあります。考えれば考えるほど難しく感じられるものですが，私は判断に迷った時はその日の朝見た空の情景を思い浮かべながら結論を出すようにしています。ちょっとしたルーティンですが，気持ちのゆとりを確認することで自分の判断の質やコミュニケーションのブレを減らしたいと思っています。

心理職の先生方もお仕事の中で悩まれる場面が数多くあろうかと思います。私はメンタルのプロはどのように心を整えているのかについて関心があります。これから社員の皆様にもそのエッセンスを伝えていただきたいと思います。

第6章

知っておくべき法律知識と他職種との連携

五十嵐沙織

第6章では，心理職が職場でカウンセリングを行う際に知っておくべき法律知識と他職種との連携について学びます。

ハラスメントや労災などをはじめとして，会社と従業員との間において法的トラブルや紛争に発展する場合があります。そのため，心理職業務に従事する場合には，企業における基本的なルールや法的トラブルに発生しやすい問題についての基本的な内容を理解したうえで，人事担当者や産業医等と適切に連携することが求められています。

1．法的トラブルに発展しやすい問題

◆企業におけるルールと法的トラブル

・企業における法律家とは

企業において法的トラブルが発生した場合には，弁護士に相談することが一般的です。しかし，企業活動においては，取引先との契約交渉や従業員の雇用等の様々な場面において法律問題が発生する場合があるため，そのような場合に備えて，継続的に相談できる法律家がいることが望ましいといえます。顧問弁護士とは，企業内において発生する法律問題や相談に継続的に対応してくれる弁護士のことを言います。

他方，大きな企業の法務部には，企業内に弁護士が在籍している場合もあります。企業内弁護士は，顧問弁護士と異なり，企業の従業員として勤務し，日常的な案件の処理を行う弁護士のことを言います。一つの企業に，企業内弁護士と顧問弁護士の双方がいる場合には，企業内弁護士は日常的な案件の処理を担当し，顧問弁護士は，専門的で複雑な案件や裁判等の案件を担当するなどといった役割分担がなされていることが通常です。

また，企業の人事部等には，社会保険労務士（社労士）という社会保険や労働関連法規の専門家が所属している場合もありますし，知財部等には，特許などの知的財産の専門家である弁理士資格を保有する従業員が在籍している場合もあります。

このように，企業では，様々な法律専門家が連携をしながら，対応を行っています（図 6-1）。

・企業における法律家の役割とは

法的トラブルと聞くと，裁判などの紛争をイメージされる方が多いかもしれません。しかし，企業における弁護士をはじめとする法律家の役割の中心は，裁判などでの紛争解決ではなく，法的

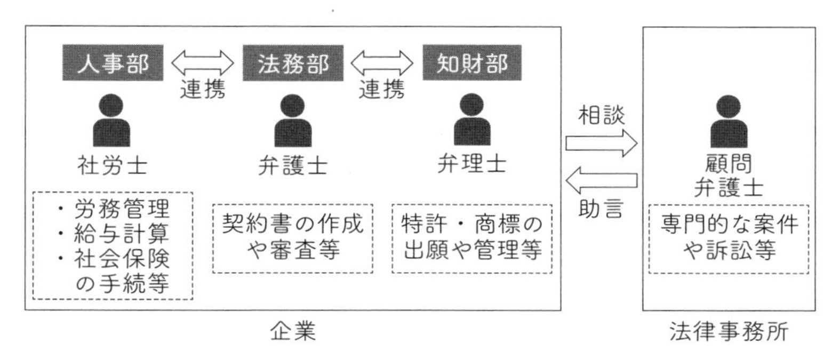

図 6-1 企業における法律家

トラブルや紛争に発展しないように未然に防止することにあります。

そのため，企業における法律家は，日ごろ，取引先や顧客等との契約書を確認し，契約条件に不利な条項や疑義がある箇所がないかをチェックしたり，自社の広告やサービス等に法令に違反する点がないか等をチェックしたりしています。

ところで，法的トラブルは，取引先や顧客との間だけではなく，従業員との間でも発生する場合があります。例えば，未払い残業代や労災事故などが挙げられます。

企業が従業員との間で法的トラブルの発生を防止するためには，事前にルールを定め，そのルールに基づいて適切に運用をすることが重要です。

• 雇用契約と就業規則について

企業に入社する場合には，採用時に雇用契約を締結することが一般的です。

労働基準法では，労働者を守るための様々なルールが定められており，企業が従業員を採用する場合，労働条件の明示，賃金，労働時間，休日，解雇・退職等については，労働基準法のルールに従う必要があります。

雇用契約書では，労働基準法の範囲内で，業務内容，勤務場所，労働時間等の基本的な内容が定められています（図 6-2）。雇用契約を締結する目的は，後日紛争になることを未然に防止するためです。

また，企業には，就業規則という社内規則が存在します。就業規則とは企業におけるルールが定められたもののことをいいます。就業規則では，通常，賃金，労働時間，休日，解雇・退職等についての様々な内容が定められています。

就業規則で定められている内容は，雇用契約で定められている内容と同様に，労働契約の一部を構成するため，企業と従業員は就業規則の定めに従う必要があります。

• 法的トラブルと紛争解決手段の種類

事前にルールを定めて運用をしていても，時として，法的トラブルに発展する場合があります。法的トラブルと聞くと，裁判を思い浮かべる方が多いかもしれませんが，裁判が唯一の紛争解決手段ではありません。

企業と従業員との間で法的トラブルに発展してしまった場合でも，まずは話し合いでの解決を目指します。話し合いでの解決が難しい場合には，紛争調整委員会によるあっせん，労働審判，訴訟などの複数の紛争解決手段が存在します（表 6-1）。

それでも当事者の納得が得られない場合には，訴訟等を提起されることがあります。

しかし，企業としては，訴訟を提起されると解決までに多くの時間と費用がかかるだけでなく，企業の評判やブランドイメージに悪影響を及ぼすリスク（いわゆるレピュテーションリスク）があるため，なるべく紛争化しないように話し合いでの解決を目指すことが一般的です。

雇用契約書

契約期間	
就業の場所	
業務の内容	
始業、終業の時刻、休憩時間、所定時間外労働の有無に関する事項	1　始業・終業の時刻等 （1）始業（　　時　　分）終業（　　時　　分） ○詳細は、就業規則第　条～第　条、第　条～第　条、第　条～第　条 2　休憩時間（　　）分 3　所定時間外労働の有無（　有　、　無　）
休　日	・定例日；毎週　　曜日、国民の祝日、その他（　　　　　　） ・非定例日；週・月当たり　　日、その他（　　　　　　） ・1年単位の変形労働時間制の場合―年間　　日 ○詳細は、就業規則第　条～第　条、第　条～第　条
休　暇	1　年次有給休暇　6か月継続勤務した場合→　　　　日 継続勤務6か月以内の年次有給休暇（有・無） →　か月経過で　　日 時間単位年休（有・無） 2　代替休暇（有・無） 3　その他の休暇　有給（　　　　　　） 無給（　　　　　　） ○詳細は、就業規則第　条～第　条、第　条～第　条
賃　金	1　基本賃金　月給　　　　円 2　諸手当の額又は計算方法 イ（　　手当　　円／計算方法：　　　　　　） ロ（　　手当　　円／計算方法：　　　　　　） ハ（　　手当　　円／計算方法：　　　　　　） ニ（　　手当　　円／計算方法：　　　　　　） 3　所定時間外、休日又は深夜労働に対して支払われる割増賃金率 イ　所定時間外、法定超　月60時間以内（　　）% 月60時間超（　　）% 所定超（　　）% ロ　休日　法定休日（　　）%、法定外休日（　　）% ハ　深夜（　　）% 4　賃金締切日（　　）一毎月　　日、（　　）一毎月　　日 5　賃金支払日（　　）一毎月　　日、（　　）一毎月　　日 6　賃金の支払方法（　　　　　　） 7　労使協定に基づく賃金支払時の控除（無　、有（　　　）） 8　昇給（　有（時期、金額等　　　　　）、　無　） 9　賞与（　有（時期、金額等　　　　　）、　無　） 10　退職金（　有（時期、金額等　　　　　）、　無　）
退職に関する事項	1　定年制　（　有　（　　歳）　、無　） 2　継続雇用制度（　有（　　歳まで）　、無　） 3　自己都合退職の手続（退職する　　日以上前に届け出ること） 4　解雇事由及び手続 ○詳細は、就業規則第　条～第　条、第　条～第　条
その他	・社会保険の加入状況（　厚生年金　健康保険　厚生年金基金　その他（　　　　）） ・雇用保険の適用（　有　、　無　） ・雇用管理の改善等に関する事項に係る相談窓口 部署名　　　　　担当者職氏名　　　　　（連絡先　　　　　）

図6-2　モデル雇用契約書（労働条件通知書を兼ねる場合）

（出所）厚生労働省東京労働局様式集 一般労働者用労働条件通知書に基づき作成。

表 6-1　紛争解決手段の種類

	あっせん	労働審判	民事訴訟
実施体制	紛争調整委員（弁護士等：1人）	労働審判委員会（労働審判官（裁判官）：1名，労働審判員（労使）：2名）	裁判官
手　続	話合いによる合意	話合いによる合意（不調の場合は労働審判委員会の審判）	裁判所による判決（話合いによる解決も可）
相手方の手続参加	任意（不参加の場合には手続終了）	正当な理由なく不出頭の場合には過料	主張書面を提出せず不出頭の場合，原告の主張を認めたものとみなされる可能性あり
合意・裁判の内容の効力	民事上の和解契約（強制執行不可）	合意内容や審判は裁判上の和解と同じ効力（強制執行可）	和解・判決（強制執行可）
費　用	無料	有料	有料
公開の有無	非公開	非公開	公開
代理人の選任	弁護士の選任は必要的ではない	弁護士を選任することが多い（要費用）	弁護士を選任することが多い（要費用）
書面等の準備	申請書（必要に応じ証拠書類）	申立書等の主張書面，証拠書類の提出が必要	訴状等の主張書面，証拠書類の提出が必要
処理期間	原則1回，2カ月以内が 79.5%（令和2年度）	原則3回以内で終了（平均 3.6 カ月（令和2年））	平均 15.9 カ月（地裁・令和2年）

（出所）厚生労働省個別労働紛争解決制度 https://www.mhlw.go.jp/general/seido/chihou/kaiketu/index.html

◆配置転換についての企業の裁量

・配置転換とは

配置転換とは，企業において業務内容や就業場所を変更すること（いわゆる異動や転勤のこと）を言います。企業では，人材育成や組織の活性化を図るために，一般的に配置転換が行われています。

配置転換の可否は，雇用契約や就業規則で定められている内容によって異なります。

まず，雇用契約において，あらかじめ勤務地等が限定されている場合（勤務地限定正社員などと呼ばれています）には，企業は，当該従業員に対し，転勤を命じることはできません。他方，就業規則に配置転換できる旨が定められており，雇用契約で勤務地や職種が限定されていない場合には，企業は，原則として，業務上の必要性に応じ，労働者の個別の同意なく転勤や配置転換を命じることできます。

ただし，特に，転居を伴う転勤は，一般に，労働者の生活に影響を与えるものであるため，転勤命令は無制限に行うことができるわけではありません。

転勤や配置転換命令については，業務上の必要性がない場合，不当な動機・目的が認められる場合，労働者に対し通常甘受すべき程度を著しく超える不利益を負わせる場合等特段の事情がある場合には，その転勤や配置転換命令は権利の濫用に当たるとされています[注1)]。もっとも，過去の判決では，単身赴任をせざるを得なくなることや，通勤時間が長くなり子どもの保育園の送迎ができなくなることだけでは「通常甘受すべき程度を著しく超える不利益」とは認められていないため，配置転換については，企業に

注1）東亜ペイント事件・最判昭和61・7・14労判477号6頁

広い裁量が与えられているといえます（図 6-3）。

• メンタル不調等の場合の部署異動

すでに述べたとおり，配置転換をするか否かについては企業に裁量が与えられているため，従業員に部署異動等の希望があったとしても，必ずしもその希望どおりに部署異動が実現するとは限りません。

しかし，むしろ企業が部署異動をすべき場合もあります。

例えば，従業員が部署内のパワハラやセクハラ等のハラスメントを原因としてメンタル不調を訴えている場合が挙げられます。

このような場合には，メンタル不調の原因となったハラスメントの行為者と同一部署で就業し続けることでさらに症状が悪化する場合もあるため，被害者とハラスメントの行為者を引き離すための配置転換等の措置が必要となる場合があります。

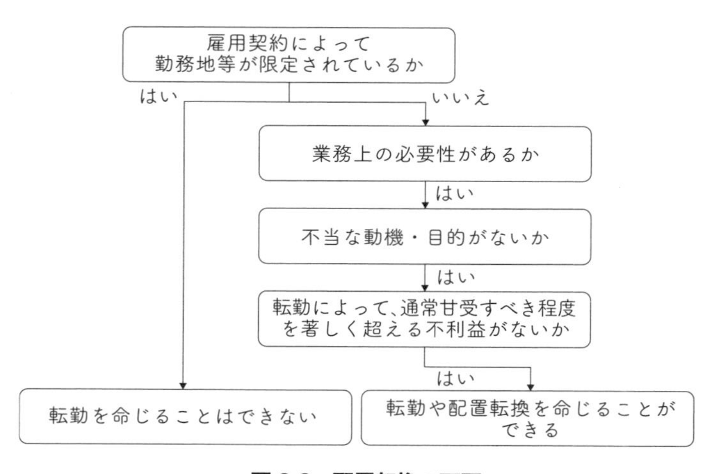

図 6-3　配置転換の可否

◆休職・復職をめぐる労働紛争

•休職とは

休職（傷病休職）とは，業務外の傷病により労務の提供ができない労働者に対し，使用者が労働契約関係は存続させながら，労務への従事を禁止又は免除する制度を言います。

休職制度を設けることは，法令上は必須ではありませんが，多くの企業において就業規則で休職制度が定められています。休職できる期間の長さや休職期間中の給与の有無等については，それぞれの企業の就業規則の定めによって異なります。給与が無給とされている場合であっても，健康保険から傷病手当金として1日につき標準報酬日額の3分の2に相当する金額が支給されます。したがって，休職制度が設けられている場合には，従業員は，傷病手当金による経済的な保障を受けながら，病気の療養に専念し，職場復帰（復職）を目指すことが可能です。

•復職する場合のプロセス

どの企業においても休職には期間の制限があるため，休職した従業員は，休職期間満了までに復職ができない場合には，退職または解雇をせざるを得ない場合が多くなります。したがって，復職を希望する場合には，休職期間満了までに復職をする必要があります。

従業員が復職を希望する場合には，主治医よる復職可能という判断が記載された診断書を提出することが求められます。

また，多くの企業では，主治医の診断書が提出された場合には，産業医面談を受け，産業医も復職可能と判断していることが必須とされています。企業は，産業医が復職可能と判断した場合には，復職にあたっての条件，その他就業上の配慮（残業の禁止，時短勤務等）についての産業医の意見を踏まえて，職場復帰支援プランを作成します。職場復帰支援プランとは，職場復帰日，就業上

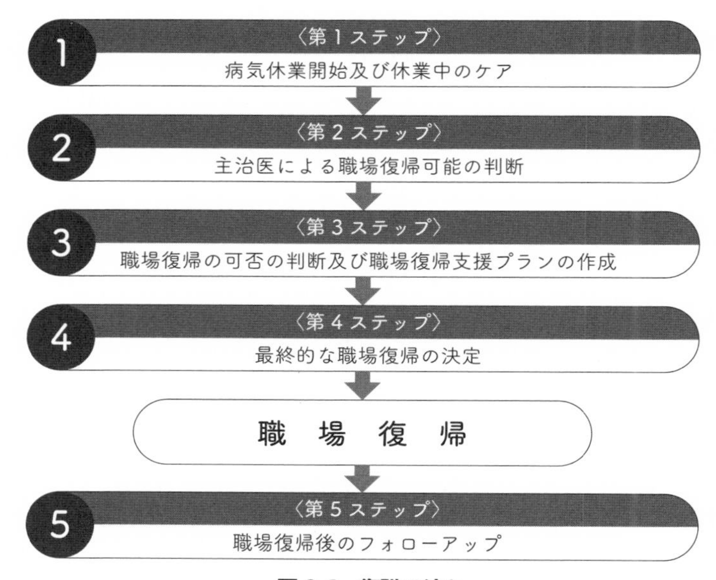

図 6-4　復職の流れ

（出所）厚生労働省「心の健康問題により休業した労働者の職場復帰支援の手引き」（2020 年改訂）https://www.mhlw.go.jp/content/000561013.pdf

の配慮，配置転換等の要否，試し出勤制度の利用の要否その他の産業医等による意見等の項目について検討したうえで作成される復職支援の計画のことを指します[注2]。また，精神疾患については，再発を繰り返しやすいという特徴があることから，職場復帰後も，従業員の勤務状況や業務遂行能力の確認を行い，必要に応じて職場復帰支援プランの見直しが必要となります（図 6-4）。

・主治医と産業医の判断の違いはどこからくるのか

復職をめぐっては，主治医と産業医の判断が異なることが時にあります。主治医と産業医とで判断が異なる理由は，主治医は，患者の訴えに基づき病状を判断しますが，産業医は，職場での業

注 2）厚生労働省「心の健康問題により休業した労働者の職場復帰支援の手引き」（平成 16 年 10 月策定，平成 21 年 3 月改訂）https://www.mhlw.go.jp/content/000561013.pdf

務内容や業務負荷を踏まえて業務遂行能力が回復しているか否かを確認し，復職の可否を判断するためです（図 6-5）。

厚生労働省の「心の健康問題により休業した労働者の職場復帰支援の手引き」においても，「主治医による診断は，日常生活における病状の回復程度によって職場復帰の可能性を判断していることが多く，必ずしも職場で求められる業務遂行能力まで回復しているとの判断とは限りません。このため，主治医の判断と職場で必要とされる業務遂行能力の内容等について，産業医等が精査した上で採るべき対応を判断し，意見を述べることが重要です」と記載されています。

このように，職場復帰の場合においては，産業医による復職可否の判断が重要であるとされています。

• 復職をめぐる紛争

すでに述べたとおり，主治医と産業医の判断は異なることがしばしばあるため，従業員が復職を希望し，主治医も復職可能と判断しているのに対し，会社・産業医が復職不可と判断したことによって争いになるケースがあります。以下では，実際に復職をめぐって裁判となったケースを取り上げます。

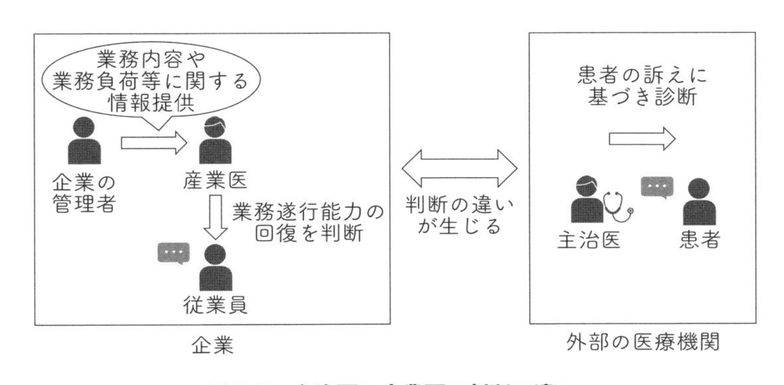

図 6-5　主治医と産業医の判断の違い

- **判断が異なる場合における主治医からの情報収集の必要性**

すでに述べたとおり，主治医による判断は，必ずしも職場で求められる業務遂行能力が回復しているか否かという点についての判断がなされたものとはいえません。主治医による復職可能の診断書が提出された場合でも，復職の可否の判断にあたっては，主治医からの情報収集や産業医からの意見聴取が必要であるといえます。

この点，裁判例では，復職の可否について産業医の意見を求めた形跡すらないという事案において，復職不可とした企業の判断について「客観性を欠く」と判断されています[注3)]。また，人事担当者らが主治医に対し，一度も問い合わせをせず，治療経過や回復可能性等について意見を聴取していなかった事案において，「現代のメンタルヘルス対策の在り方として，不備なものといわざるを得ない」と判断されています[注4)]。

さらに，主治医が診断書及び情報提供書において復職可能である旨の判断をしているにもかかわらず，主治医に照会し，診療録の提供を受けて，診断書及び情報提供書の内容を吟味するなどの措置を一切とることなく，主治医の診断を排斥して復職を認めなかった事案において，「裁量の範囲を逸脱又は濫用したものというべきである」と判断されています[注5)]。

以上のような裁判例から，企業の人事担当者は，従業員から主治医による復職可能の診断書が提出された場合には，まず産業医面談を受けさせる必要があります。そして，主治医と産業医の判断が異なる場合には，主治医に対し診療情報を照会するなどして，診断書の内容を吟味したうえで，復職可否の判断をすることが求められているといえます（図6-6）。

注3）第一興商事件・東京地判平24・12・25労判1068号5頁

注4）J学園事件・東京地判平22・3・24労判1008号35頁

注5）アメックス事件・東京地判平26・11・26労判1112号47頁

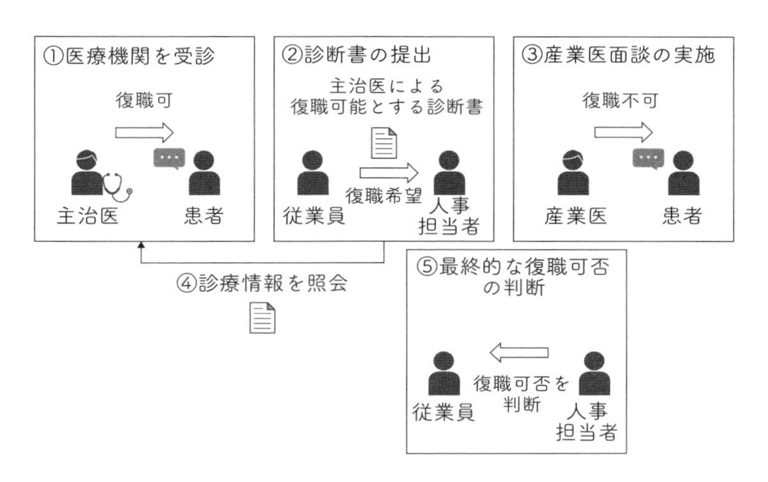

図 6-6　主治医と産業医の判断が異なる場合

• 復職の要件である「治癒」について

復職の可否をめぐっては，休職期間満了までにどの程度の健康状態に回復すれば，復職が可能なのかという点が争点となることが多いと言えます。

この点については，原則として，休職前の職務を通常の程度に行える健康状態に回復したことが必要とされています。もっとも，雇用契約において，職種や業務内容が限定されていない場合においては，休職前の職務への復帰が難しい場合でも，「現実に配置可能な業務」の有無を検討することが求められており，より軽易な業務への配置を検討せず退職扱いとしたことは無効であるという判断がされています[注6)]。

他方，職種や業務内容が限定されている場合については，従業員が休職前の職務への復帰ができない場合には，退職または解雇となることはやむを得ないとされています。しかし，直ちに従前

注 6) 東海旅客鉄道事件・大阪地判平 11・10・4 労判 771 号 25 頁

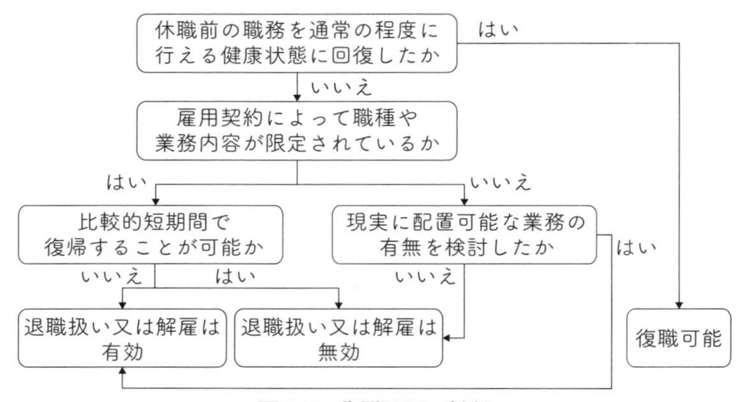

図 6-7　復職可否の判断

業務に復帰ができない場合でも，比較的短期間で復帰することが可能である場合には，短期間の復帰準備時間の提供や教育的措置をとるなどが求められており，このような手段をとらずに，解雇することはできない[注7]と判断されています（図 6-7）。

以上のように，復職にあたっては，たとえ休職期間満了時に休職前の職務を通常の程度に行える健康状態に回復していない場合であっても，現実に配置可能な業務の有無を検討することや短期間の復帰準備期間等の提供をすることが企業に求められています。

◆人事評価とフィードバック

• フィードバックの意義

人事評価のフィードバックとは，人事評価の結果を従業員に伝達することを言います。

フィードバックは，人材育成や信頼関係の構築の観点から重要であるとされています。

注 7）全日本空輸事件・大阪高判平 13・3・14 労判 809 号 61 頁

表6-2　フィードバックの3つのポイント（AIDの法則）

ポイント	内　容
Action（行動）	事実で指摘する
Impact（影響）	相手には見えていない影響を伝える
Development（発展・改善）	プラスの影響は継続の工夫，マイナスの影響の場合には改善の工夫を一緒に考える

（出所）厚生労働省「あかるい職場応援団」【第3回】こんな場面のコミュニケーション―「フィードバック」の内容に基づき作成 https://www.no-harassment.mhlw.go.jp/manager/conversation-technique/c3

フィードバックには，ポジティブフィードバック（ほめる）とネガティブフィードバック（注意する・叱る）があります。このうち，ネガティブフィードバックは，一般に，被評価者にとって望ましくない内容であるため，伝え方が難しいものといえます。

フィードバックの方法については，厚生労働省のハラスメント対策の総合情報サイト「あかるい職場応援団」において紹介されている「AIDの法則」というものが参考になります[注8)]。AIDの法則とは，Action（行動）：事実で指摘する，Impact（影響）：相手には見えていない影響を伝える，Development（発展・改善）：プラスの影響は継続の工夫，マイナスの影響には改善の工夫を一緒に考えるというフィードバックの3つのポイントの頭文字をとったものです（表6-2）。

このように，フィードバックでは，ポジティブフィードバックの場合も，ネガティブフィードバックの場合も，相手に関心をもって，具体的事実から話を始めることが重要とされています。

• 低評価者へのフィードバックとパワハラ

低評価者へのフィードバックの場合には，言葉選びなどの方法を間違ってしまうと，パワハラに該当すると主張されるリスクが

注8）厚生労働省「あかるい職場応援団」https://www.no-harassment.mhlw.go.jp/manager/conversation-technique/c3

相対的に高いため，相手の言動，行動に対して具体的な事実で伝えるということがより重要となります。

パワハラについての詳細は後述しますが，パワハラに該当するか否かは，「業務上必要かつ相当な範囲」を超えているか否かによって判断されるため，客観的にみて，業務上必要かつ相当な範囲で行われるフィードバックについては，パワハラに該当しません。

しかし，フィードバックの際に人格を否定するような発言や侮辱的な発言をすると，パワハラに該当する可能性があります。また，大勢の前で叱責する，大勢を宛先に入れたメールで暴言を吐く行為は，パワハラに該当する可能性が高いとされています。

したがって，フィードバックをする場合には，1on1（上司と部下の１対１で実施されるミーティング）等において具体的な事実で伝えることが重要です。

◆ハラスメント

• ハラスメントとは

ハラスメントとは，行為者の意図にかかわらず，相手方に不利益や損害を与え，若しくは個人の尊厳又は人格を侵害する行為をいいます。

したがって，加害者にハラスメントの意図が全くない場合であっても，相手方の意思に反する場合には，ハラスメントが成立する可能性があります。

このようなハラスメントの発生を防止するためには，日ごろから企業内においてハラスメント防止に関する対策を講じることが必要となります。

企業内においてハラスメントが発生した場合には，法的紛争に発展し，行為者はもちろん，適切な防止措置や相談対応を行わなかった企業も，裁判によって損害賠償を請求される等の民事上の責任を問われる可能性があります。また，不同意わいせつ罪や不同意性交等罪に該当する場合には，刑事責任を問われる場合もあります。

• パワハラとは

2020年に厚生労働省が実施した「職場のハラスメントに関する実態調査」[注9]によると，過去3年以内にパワーハラスメントを受けたことがあると回答した者は31.4%であり，パワハラ防止対策は企業にとって重要な課題となっています。

パワハラとは，職場において行われる①優越的な関係を背景とした言動であって，②業務上必要かつ相当な範囲を超えたものにより，③労働者の就業環境が害されるものであり，①～③までの要素を全て満たすものをいいます。

具体的には，職場のパワハラに該当しうる典型的な例として，ⅰ身体的な攻撃，ⅱ精神的な攻撃，ⅲ人間関係からの切り離し，ⅳ過大な要求，ⅴ過小な要求，ⅵ個の侵害の6つの行為類型があるとされています[注10]（図6-8）。

• パワハラと指導の区別

パワハラでは，上記の6類型のうち，「精神的な攻撃」の割合が多く（74.5%）[注11]，業務上の指導との区別が問題となるケースが多いといえます。

この点，客観的にみて，「業務上必要かつ相当な範囲」で行われる適正な業務指示や指導については，パワハラに該当しません。しかし，指導という正当な目的に基づくものであったとしても，指導の過程で「馬鹿」「役立たず」といったような侮辱的な発言

注9）厚生労働省「職場のハラスメントに関する実態調査報告書」（2020年）https://www.mhlw.go.jp/content/11200000/000775817.pdf

注10）厚生労働省「職場のいじめ・嫌がらせ問題に関する円卓会議ワーキング・グループ報告」（2012年）

注11）厚生労働省「職場のハラスメントに関する実態調査報告書」（2020年）https://www.mhlw.go.jp/content/11200000/000775817.pdf

①身体的な攻撃
②精神的な攻撃
③人間関係からの切り離し
④過大な要求
⑤過小な要求
⑥個の侵害

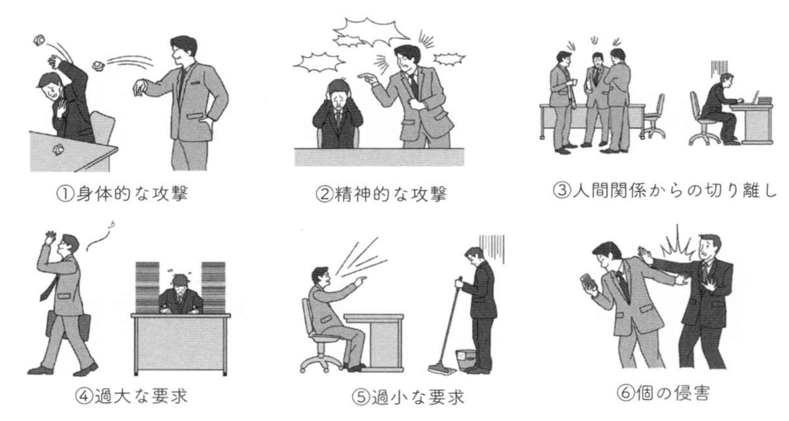

図 6-8　パワハラ 6 類型

（出所）厚生労働省「あかるい職場応援団」パラハラの 6 類型のイラストに基づき作成。https://www.no-harassment.mhlw.go.jp/jinji/download/

や人格を否定するような発言で叱責をしたり，必要以上に長時間にわたる厳しい叱責を繰り返し行ったりすると，パワハラが成立する可能性があります（表 6-3）。

• **パワハラ防止法**

2020 年 6 月から改正労働施策総合推進法（いわゆる「パワーハラスメント防止法」）が施行されました（中小企業については 2022 年 4 月から義務化）。

これにより，職場のパワーハラスメント防止措置が義務化され，企業は，相談窓口の設置等の必要な体制の整備，事実関係の確認等の事後の迅速かつ適切な対応，企業方針の明確化及び従業員への周知・啓発等の措置を講ずることが義務付けられました。

このパワハラ防止法には，罰則の定めはありませんが，違反した場合には，指導や勧告（これに従わない場合には公表）を受ける可能性があるため，企業イメージを損なわないためにも，パワハラ防止対策を徹底することが求められます。

表6-3　パワハラにあたるものとあたらないもの

	パワハラにあたるもの	パワハラにあたらないもの
身体的な攻撃	上司が部下に対して，殴打，足蹴りをする	業務上関係のない単に同じ企業の同僚間の喧嘩
精神的な攻撃	上司が部下に対して，人格を否定するような発言をする	遅刻や服装の乱れなど社会的ルールやマナーを欠いた言動・行動が見られ，再三注意してもそれが改善されない部下に対して上司が強く注意をする
人間関係からの切り離し	自身の意に沿わない社員に対して，仕事を外し，長期間にわたり，別室に隔離したり，自宅研修させたりする	新入社員を育成するために短期間集中的に個室で研修等の教育を実施する
過大な要求	上司が部下に対して，長期間にわたる，肉体的苦痛を伴う過酷な環境下での勤務に直接関係のない作業を命ずる	社員を育成するために現状よりも少し高いレベルの業務を任せる
過小な要求	上司が管理職である部下を退職させるため，誰でも遂行可能な受付業務を行わせる	経営上の理由により，一時的に，能力に見合わない簡易な業務に就かせる
個の侵害	思想・信条を理由とし，集団で同僚1人に対して，職場内外で継続的に監視したり，他の従業員に接触しないよう働きかけたり，私物の写真撮影をしたりする	社員への配慮を目的として，社員の家族の状況等についてヒアリングを行う

出所）厚生労働省「パワーハラスメントの定義について」（2018年）に基づき作成。https://www.mhlw.go.jp/content/11909500/000366276.pdf

・セクハラとは

セクハラとは，職場において行われる労働者の意に反する「性的な言動」をいい，「性的な言動」には性的な内容の発言および性的な行動が含まれます。

性的な内容の発言の例としては，性的な事実関係を尋ねること，性的な内容の情報（噂）を流すこと，性的な冗談やからかい，食事やデートへの執拗な誘い，個人的な性的な体験談を話すことなどが挙げられます。他方，性的な行動の例としては，性的な関係を強要すること，必要なく身体へ接触すること，わいせつ図画を配布・掲示すること，強制わいせつ，強姦などが挙げられます。

厚生労働省によるハラスメントに関する実態調査によると，受けたセクハラの内容としては「性的な冗談やからかい」（49.8%）や「不必要な身体への接触」（22.7%）の割合が高く，不用意に性的な冗談やボディータッチ等を行わないように注意をすることが必要であるといえます[注12)]。

そして，職場におけるセクハラには，職場において行われる性的な言動に対する労働者の対応により当該労働者がその労働条件につき不利益を受けるもの（対価型セクシュアルハラスメント）と当該性的な言動により労働者の就業環境が害されるもの（環境型セクシュアルハラスメント）の2つの類型があるとされています（表6-4）。

・セクハラの判断基準

セクハラに該当するか否かの判断においては，被害を受けた労働者が女性である場合には「平均的な女性の感じ方」を基準とし，被害を受けた労働者が男性である場合には「平均的な男性」の感じ方を基準として，「労働者の意に反する性的な言動」の有無を

注12）厚生労働省「職場のハラスメントに関する実態調査報告書」（2020年）https://www.mhlw.go.jp/content/11200000/000775817.pdf

表 6-4　対価型セクハラと環境型セクハラ

	内　容	具体例
対価型セクハラ	労働者の意に反する性的な言動に対する労働者の対応（拒否や抵抗）により，その労働者が解雇，降格，減給，労働契約の更新拒否，昇進・昇格の対象からの除外，客観的に見て不利益な配置転換などの不利益を受けること	• 事務所内において事業主が労働者に対して性的な関係を要求したが，拒否されたため，その労働者を解雇すること • 出張中の車中において上司が労働者の腰，胸などに触ったが，抵抗されたため，その労働者について不利益な配置転換をすること
環境型セクハラ	労働者の意に反する性的な言動により労働者の就業環境が不快なものとなったため，能力の発揮に重大な悪影響が生じるなどその労働者が就業する上で看過できない程度の支障が生じること	• 事務所内において上司が労働者の腰，胸などに度々触ったため，その労働者が苦痛に感じてその就業意欲が低下していること • 同僚が取引先において労働者に係る性的な内容の情報を意図的かつ継続的に流布したため，その労働者が苦痛に感じて仕事が手につかないこと

（出所）厚生労働省「職場におけるハラスメント対策マニュアル」（2017 年）に基づき作成。https://www.mhlw.go.jp/file/06-Seisakujouhou-11900000-Koyoukintoujidoukateikyoku/0000181888.pdf

判断することが適切であるとされています[注13)]。

• セクハラ防止措置

セクハラについては，男女雇用機会均等法によって，事業主が職場におけるセクシュアルハラスメントのないよう雇用管理上講ずべき措置等が定められています[注14)]。

なお，この男女雇用機会均等法の定めについても罰則の定めはありませんが，違反した場合には，指導や勧告（これに従わない場合には公表）を受ける可能性があります。

• その他のハラスメント

職場におけるハラスメントには，パワハラやセクハラ以外にも，妊娠・出産・育児休業等に関するハラスメント（いわゆるマタニティハラスメント）やそのほかにも様々なハラスメントが定義されています。

妊娠・出産・育児休業等に関するハラスメントとは，職場において行われる上司・同僚からの言動（妊娠・出産したこと，育児休業等の利用に関する言動）により，妊娠・出産した「女性労働者」や育児休業等を申出・取得した「男女労働者」等の就業環境が害されることをいいます。

なお，業務分担の見直しや安全配慮等の観点から，客観的に見て，業務上の必要性に基づく言動はハラスメントには該当しません。そのため，育児休業等の利用を希望する労働者に対して，休業の期間を尋ね，調整を依頼すること自体はハラスメントに該当しませんが，調整や取得の断念を強要する場合には，ハラスメントに該当する可能性があります。

注13）厚生労働省「職場におけるハラスメント対策マニュアル」（2017年）https://www.mhlw.go.jp/file/06-Seisakujouhou-11900000-Koyoukintoujidoukateikyoku/0000181888.pdf

注14）「事業主が職場における性的な言動に起因する問題に関して雇用管理上講ずべき措置等についての指針」（平成18年厚生労働省告示第615号）https://www.mhlw.go.jp/content/11900000/000605548.pdf

妊娠・出産等に関するハラスメントについても，男女雇用機会均等法及び育児・介護休業法によって，事業主は防止措置を講じることを義務付けられています。

◆解雇，退職勧奨

・解雇と退職勧奨

解雇とは，使用者が労働契約を将来に向けて一方的に解約すること[注15)]をいいます。

解雇には，普通解雇（やむを得ない事由の発生による解雇），整理解雇（経営状態の悪化等による人員整理の必要性に基づく解雇），懲戒解雇（懲戒処分としての解雇）という3つの種類があります。

他方，退職勧奨とは，会社側から退職に向けて従業員を説得し，従業員との合意により雇用契約を終了することを目指すことを言います。

業績が振るわない社員に対して退職勧奨を行うことはやむを得ないといえ，退職勧奨を行うこと自体は適法であるとされています。

もっとも，退職勧奨は，従業員の同意に基づくものであることが必要であるため，従業員が拒否をしているにもかかわらず，長時間・複数回にわたり，退職勧奨を行った場合には，退職勧奨が違法であると判断される可能性があります。

・解雇と退職勧奨の違い

解雇と退職勧奨は，いずれも労働契約を終了させることを目的とする点で共通ですが，解雇は，一方的な会社からの意思表示により雇用契約を終了させるものであるのに対して，退職勧奨は，合意により雇用契約を終了させるものである点で両者は異なりま

注15）土田道夫，「労働契約法」第2版，有斐閣，2016年

す。

解雇の場合には，労働者保護のために様々な法令による制限が設けられていますが，退職勧奨の場合にはそのような制限はありません。

まず，解雇は，客観的に合理的な理由を欠き，社会通念上相当と認められない場合は，権利の濫用として無効となります（労働契約法第16条）。

解雇の合理的な理由に該当する例としては，勤務成績が著しく悪く，指導を行っても改善の見込みがないときや健康上の理由で長期にわたり職場復帰が見込めないときなどが挙げられます。なお，解雇事由については，就業規則の絶対必要的記載事項に該当するため，あらかじめ就業規則に記載しておくことが必要です（労働基準法第89条）。

また，解雇をする際には，原則として，少なくとも30日前に解雇の予告をするか，解雇の予告を行わない場合には，30日分以上の平均賃金（解雇予告手当）を支払う必要があります（労働基準法第20条）。さらに，業務上災害のため療養中の期間とその後の30日間の解雇や産前産後の休業期間とその後の30日間の解雇等は禁止されているほか（労働基準法第19条），解雇については，労働基準法やその他の法令によって一定の制限が設けられています（表6-5）。

・能力不足の場合

従業員は労働契約に基づき，賃金に見合った労務を提供する義務を負うため，能力不足（勤務成績不良）は解雇事由となり得ます。

しかし，裁判例では，現在の担当業務に関して業績不良があるとしても，職種転換，降格，業績改善の機会の付与などの手段（解雇回避措置）を講じることなく行われた解雇は，客観的に合理的な理由を欠き，社会通念上相当であるとは認められず，権利

表 6-5　解雇と退職勧奨の違い

	解　雇	退職勧奨
内　容	一方的な会社からの意思表示により雇用契約を終了させるもの	合意により雇用契約を終了させるもの
法令による制限	客観的に合理的な理由を欠き，社会通念上相当と認められない場合は，権利の濫用として無効となる	従業員が拒否をしているにもかかわらず，長時間・複数回にわたり，退職勧奨を行った場合には，合意が無効となる可能性がある
解雇予告	必要	不要
その他の法令上の制限	業務上災害の場合や産前産後の休業期間の解雇の禁止等，労働基準法やその他の法令によって一定の制限あり	なし

濫用として無効と判断されています[注16]。

したがって，企業は，勤務成績が不良であっても直ちに当該従業員を解雇することはできず，業務改善の機会の付与等の手段を講じることが必要となります。もっとも，直ちに解雇ができない場合であっても，勤務成績不足の従業員に対して，退職勧奨を行うことは可能です。退職勧奨を行う場合には，勤務成績を 1on1 などにおいてフィードバックしたうえで，従業員が拒否しているにもかかわらず，長時間・複数回にわたり，退職を強要するようなことがないように注意をすることが必要です。

• 傷病の場合

業務外の傷病や健康状態の悪化も，直ちに解雇事由になるわけではなく，企業には解雇回避措置を講じることが求められていま

注 16) 日本アイ・ビー・エム事件・東京地判平 28・3・28 労判 1142 号 40 頁

す。

この点，休職制度が設けられている企業の場合には，休職を命じる等の措置を講じることが求められています。

裁判例においても，雇用契約によって職種が限定されていない場合には，現在の業務に堪えられない病状にあったとしても，会社としては，配置転換もしくは休職を命ずるのが相当な措置であったとし，そのような措置を講じることなく行われた解雇は，客観的に合理的な理由を欠くと判断されています[注17)]。

したがって，企業は，傷病の場合には，まずは休職を命じる等の措置を講じ，休職期間満了までに職場復帰ができない場合に，解雇を検討することが必要となります。

◆労災事故

• 労災とは

労働災害（労災）とは，「業務に起因して，労働者が負傷し，疾病にかかり，又は死亡すること」をいいます（労働安全衛生法第2条1号）。労災には，事故のみならず，過労死や心理的負荷による精神障害の発症等も含まれます。

すでに述べた通り，業務上災害のため療養中の期間とその後の30日間の解雇は法令によって禁止されています（労働基準法第19条）。

労災に対する救済としては，労働基準法による災害補償制度のほか，労災保険制度が設けられています。この点，労災保険給付が行われる場合には，事業主は，労働基準法上の災害補償責任を免除されるため，労働基準法による災害補償責任が問題になる場合はほとんどないとされています。

労災が発生した場合，労災保険制度によって，療養補償給付，

注17）日放サービス事件・東京地判昭45・2・16判タ247号251頁

休業補償給付，障害補償給付，遺族補償給付，介護保障給付等が支給されます（表6-6）。

例えば，休業補償給付では，療養のため労働できない場合には，休業の4日目から平均賃金の80%（休業補償給付として給付基礎日額の60%＋休業特別支給金として給付基礎日額の20%）が支給されます。

事業主は，労災が発生した場合には，遅滞なく，労働基準監督署に労災の発生を報告しなければなりません。事業主が労災の報告をせず，もしくは虚偽の報告をした場合には，50万円の罰金に処すると定められており，刑事責任を問われる可能性があります（労働安全衛生法第120条5号，同法第100条）。

- **労災認定基準**

労災補償が認められるためには，「業務上」の負傷，疾病，障

表6-6　労災保険給付の種類

種　類	給付の場面	保険給付の内容
療養補償給付	業務災害，複数業務要因災害または通勤災害による傷病により療養するとき	必要な療養費の給付
休業補償給付	業務災害，複数業務要因災害または通勤災害による傷病の療養のため労働することができず，賃金を受けられないとき	休業の4日目から平均賃金の80%（休業補償給付として給付基礎日額の60%＋休業特別支給金として給付基礎日額の20%）が支給される
障害補償給付	業務災害，複数業務要因災害または通勤災害による傷病が治ゆ（症状固定）した後に障害が残ったとき	障害の程度に応じ，年金又は一時金
遺族補償給付	業務災害，複数業務要因災害または通勤災害により死亡したとき	遺族の数に応じ，年金又は一時金
介護補償給付	障害により介護が必要なとき	介護の費用として支出した額

害，死亡（業務災害）であることが必要です。「業務上」か否かの認定については，①業務遂行性（労災が事業主の支配ないし管理下にあるときに発生したか否か）を判断したうえで，①が肯定された場合に，②業務起因性（業務と傷病等の間に因果関係があること）の有無を判断するものとされています（図 6-9）。

• 心理的負荷による精神障害の認定基準

精神障害は，業務上外の心理的負荷や個体側要因が複合的に関係して発病に至ると考えられているため，精神障害の労災認定にあたっては，医学的に慎重に判断しなければならないとされています。

労災認定のための要件としては，①認定基準の対象となる精神障害を発病していること，②認定基準の対象となる精神障害の発病前おおむね6カ月の間に，業務による強い心理的負荷が認められること，③業務以外の心理的負荷や個体側要因により発病したとは認められないことが必要です。

心理的負荷については，心理的負荷の強度を3段階に分類した心理的負荷評価表によって評価されます。例えば，上司等か

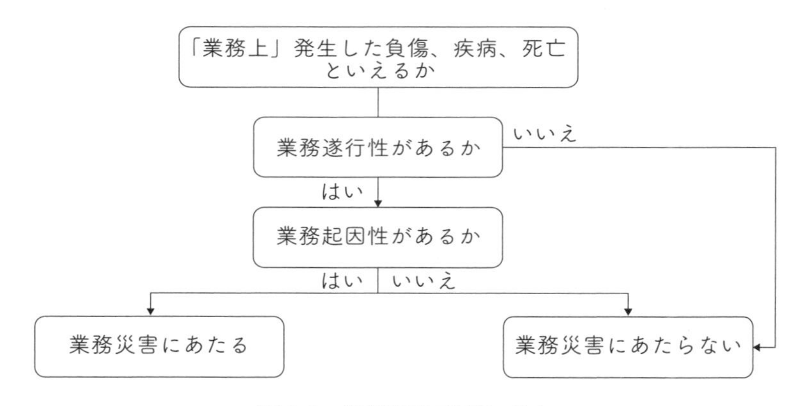

図 6-9　業務災害の認定の流れ

ら，治療を要する程度の暴行等の身体的攻撃（パワーハラスメント）を受けた場合には，心理的負荷が「強」と判断され，業務以外の心理的負荷が強度ではなく，かつ，個体側要因がない場合には，労災認定がなされることになります[注18]（図6-10）。

• 長時間残業による心理的負荷

長時間残業に従事することも精神障害発病の原因となりうることから，上記の方法によって，長時間残業による心理的負荷を評価したうえで，労災に該当するか否かが判断されます。

例えば，発病直前に極めて長い時間外労働を行った場合（発病直前の1カ月におおむね160時間以上の時間外労働を行った場合，又は，発病直前の3週間におおむね120時間の時間外労働を行った場合）や発病前の1カ月から3カ月間に長時間労働を行った場合（発病直前の2カ月連続して1月当たりおおむね120時間以上の時間外労働を行った場合，又は，発病直前の3カ月連続して1月当たりおおむね100時間以上の時間外労働を行った場合）には，心理的負荷が「強」と判断されます。この場合，業務以外の心理的負荷が強度ではなく，かつ，個体側要因がない場合には，労災認定がなされることになります[注19]。

• 安全配慮義務とは

すでに述べたとおり，労災が発生した場合には，労災保険給付によって補償を受けることが可能ですが，労災保険給付では慰謝料等の精神的損害は補償の対象に含まれません。そのため，労働者は労災保険給付とは別に，民事上の損害賠償請求をすることも可能です（図6-11）。もっとも，二重の損害填補を避けるため，労災保険給付がなされた場合には，労災給付の価額の限度で使用

注18）厚生労働省「精神障害の労災認定」（2020年改訂）https://www.mhlw.go.jp/bunya/roudoukijun/rousaihoken04/dl/120427.pdf

注19）厚生労働省「精神障害の労災認定」（2020年改訂）https://www.mhlw.go.jp/bunya/roudoukijun/rousaihoken04/dl/120427.pdf

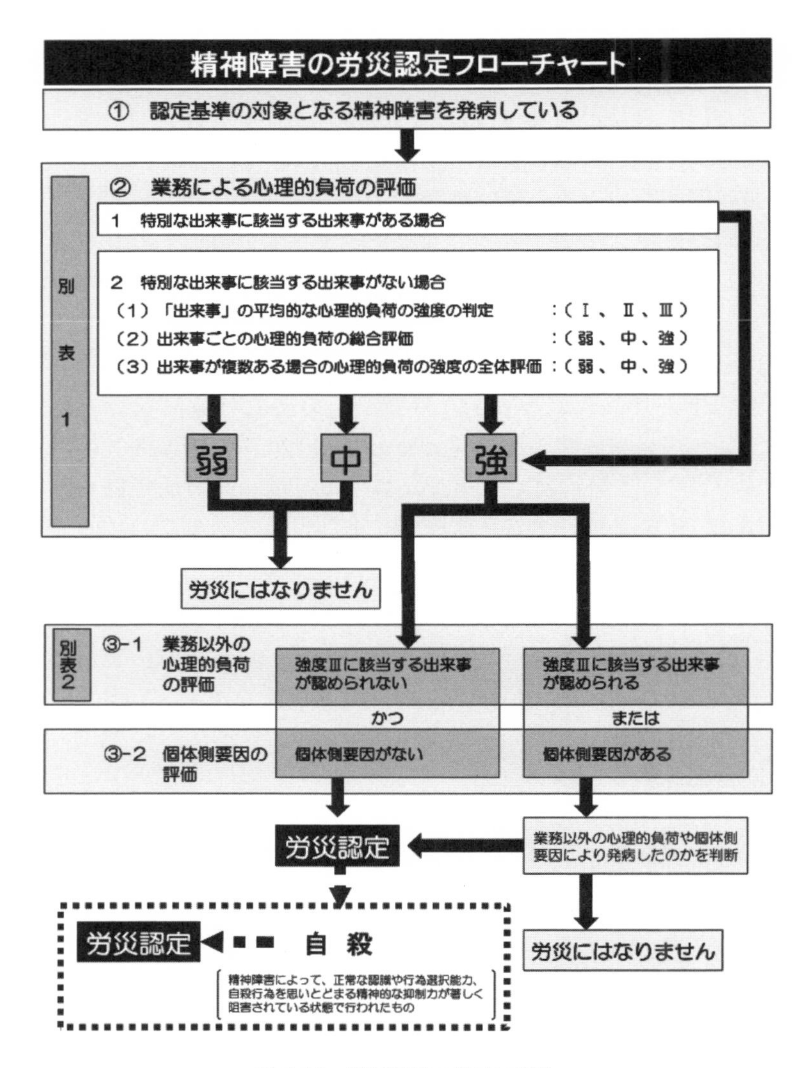

図 6-10 精神障害の認定の流れ

（出所）厚生労働省「精神障害の労災認定」（2020 年改訂）https://www.mhlw.go.jp/bunya/roudoukijun/rousaihoken04/dl/120427.pdf

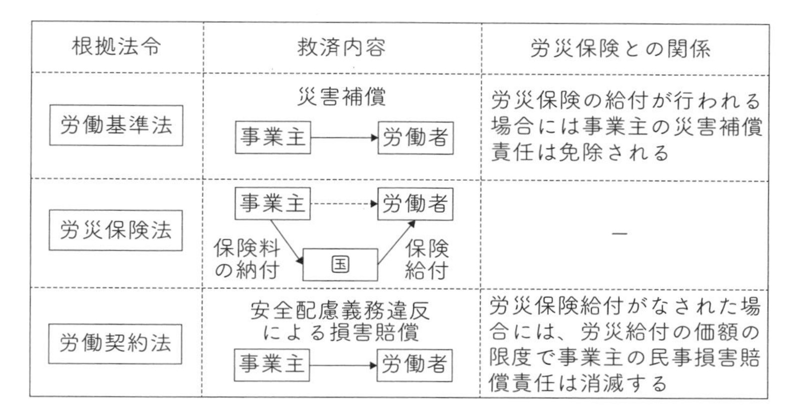

根拠法令	救済内容	労災保険との関係
労働基準法	災害補償 事業主 → 労働者	労災保険の給付が行われる場合には事業主の災害補償責任は免除される
労災保険法	事業主 ⇢ 労働者 保険料の納付（事業主 → 国） 保険給付（国 → 労働者）	―
労働契約法	安全配慮義務違反による損害賠償 事業主 → 労働者	労災保険給付がなされた場合には、労災給付の価額の限度で事業主の民事損害賠償責任は消滅する

図 6-11　労災に対する事業者の責任

者の民事損害賠償責任は消滅するものとされています。

労働者が，労災について民事上の責任を追及する場合には，安全配慮義務違反を理由として損害賠償請求がなされることが一般的です。

安全配慮義務とは，「労働者が労務提供のため設置する場所，設備もしくは器具等を使用し又は使用者の指示のもとに労務を提供する過程において，労働者の生命及び身体等を危険から保護するよう配慮すべき義務」[注20)]をいいます。

また，労働契約法でも，「使用者は，労働契約に伴い，労働者がその生命，身体等の安全を確保しつつ労働することができるよう，必要な配慮をするものとする」と安全配慮義務が定められています（労働契約法第5条）。

したがって，事業主がパワーハラスメントや長時間労働等について防止措置を講じる等の対応を取らなかった場合には，労働者の生命，身体等の安全に関する配慮を怠ったものとして，安全配

注 20）川義事件・最判昭 59・4・10 民集 38 巻 6 号 557 頁

慮義務違反が認められることになります。

2．法律の知識をふまえたさまざまな職種との連携

◆産業医や企業の管理者等との連携

・ハラスメント被害を訴えている場合

ハラスメントが発生した場合，事業主は迅速かつ適切に対応する責任があるため，従業員がハラスメント被害を訴えている場合には，速やかに事実関係の調査を行う必要があります。そして，調査の結果，ハラスメントの存在が事実である場合には，企業としては，行為者に対する適切な処分や配置転換等の適切な対応を採る責任があります。

したがって，従業員がハラスメント被害を訴えている場合には，ハラスメント相談窓口等に相談することを勧めることが重要です。しかし，ハラスメント被害を受けたことを会社に相談することを躊躇する従業員も少なくありません。

そのような従業員に対しては，そっと背中を押してあげると良いでしょう。

また，ハラスメント被害を受けた場合，従業員が適応障害等の精神疾患を発症する場合があります。そのため，従業員がハラスメントの被害を受けた後に不調を訴えている場合には，産業医面談を受けることを勧めることが必要であるといえます。

そして，企業としては，産業医の意見を踏まえて，必要があれば配置転換や休職を命じることが求められます（図 6-12）。

・長時間残業

長時間労働が長期間継続している場合，うつ病を発症するリスクが高まることから，長時間残業が発生している場合には，産業医面談を受けることを勧めることが重要です。

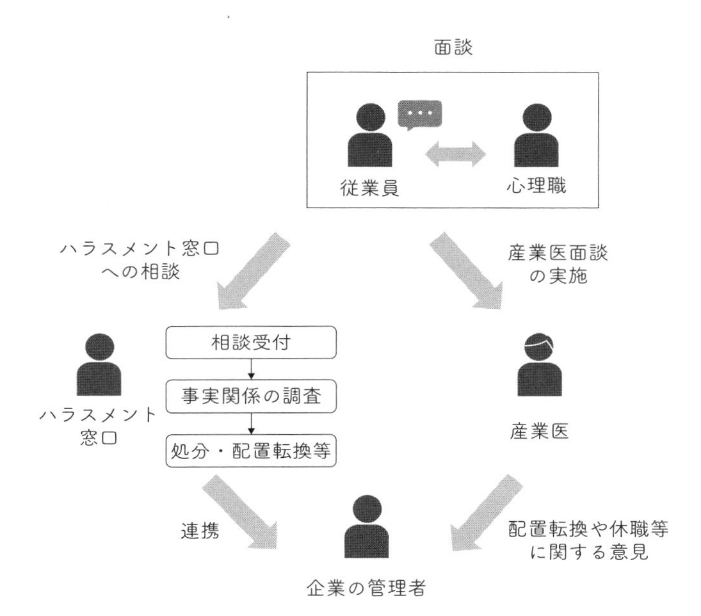

図 6-12　ハラスメント被害を訴えている場合

特に，長時間残業が常態化しているようなケースにおいては，定期的に産業医面談を受け，経過観察をすることが重要であるといえます。

企業の管理者としては，長時間残業が発生している場合には，業務量調整等を行い，長時間残業状態を解消することが求められます。

また，従業員が不調を訴えている場合には，産業医の意見を踏まえて，必要があれば休職させることや残業の禁止等の配慮をすることが求められます。

なお，すでに述べたとおり，長時間残業が原因でうつ病等の精神障害を発症した場合には，労災と認定される場合があります。そのため，労災の発生が疑われる場合には，企業によって労災隠しが行われるようなことがないように，適切な情報連携が行われる必要があります。

• 内部通報

内部通報とは，法令違反やコンプライアンス違反が発生した場合には，社内外に設置された窓口に通報を行うことを言います。内部通報制度は，早期に問題把握と是正を図ることで，経営上のリスクを減らし，企業に対する信頼を高め，企業価値の向上につなげることができる点で重要なものです。

2022 年の公益通報者保護法の改正によって，事業者は，内部通報に適切に対応するために必要な体制の整備等（窓口の設定，調査，是正措置等）が義務付けられています（中小企業では努力義務）。

もっとも，従業員にとっては，企業内の法令違反行為を通報することは躊躇されるものであることが一般的です。しかし，通報者を特定させる情報については守秘義務が課されているほか，通報したことによる解雇，降格，減給等の不利益な取り扱いは禁止されています。

なお，法令上，公益通報の対象となる事実は，一定の法令違反行為に限定されていますが，従業員側で通報対象事実に該当するか否かの判断をすることは困難である場合も多いため，法令違反やコンプライアンス違反が疑われる行為の存在が明らかとなった場合には，とりあえず社内外の内部通報窓口に相談・通報するように勧めることが重要です。

◆相談内容の共有と個人情報の取り扱いについて

相談内容には個人情報が含まれており，守秘義務を負います。しかし，自傷他害のおそれがある場合等については，例外的に企業の管理者に報告すべき義務があるといえます。そのため，そのような場合には，相談内容を企業の管理者に共有する場合があることをあらかじめ従業員に説明しておくことが望ましいといえます。

■事例１：ハラスメント被害を訴えている事例

ある従業員からメンタル不調を理由に面談の申し込みがありました。主な訴えは，食欲不振や不眠の症状に悩まされているとの話でしたが，よく話を聞いてみると，最近仕事がうまくいかず，直属の上司から「役立たず」「給料泥棒」などといった発言で繰り返し叱責されているということがわかりました。このような場合，どのように対応したら良いでしょうか。

□解　説

この事例では，直属の上司による発言は，「精神的な攻撃」に当たり，指導の過程でなされたものであったとしても，業務上必要かつ相当な範囲を超えたものとして，パワハラに該当する可能性が高いものといえます。

企業としては，従業員がハラスメント被害を訴えている場合には，適切な対応をとるべき責任があります。そのため，面談において，従業員がハラスメント被害を訴えている場合には，ハラスメント相談窓口に相談することを勧めることが重要です。

また，この事例では，従業員がメンタル不調を訴えていることから，産業医面談を受けることを勧め，産業医と連携を図ることが必要であるといえます。

事例のポイント

1　パワーハラスメントとは何か
2　ハラスメントが発生した場合の企業としての責任
3　ハラスメント相談窓口との連携の必要性
4　産業医との連携の必要性

■事例2：長時間残業の事例

ある従業員の上司から，「最近部下の仕事のパフォーマンスが下がっており，様子がおかしいので面談をして欲しい」との申し込みがありました。

面談をして話を聞いてみると，当該従業員はモチベーションの低下や注意力の低下に悩まされており，自殺を考えてしまうという話がありました。

また，直近3カ月連続して1カ月当たりおおむね100時間以上の時間外労働をしているという事実がわかりました。このような場合，どのように対応したら良いでしょうか。

□解　説

この事例では，3カ月もの間連続して長時間残業が発生し，従業員が不調を訴えているため，産業医面談を受けることを勧めることが重要です。

また，この事例では，従業員が自殺をほのめかす発言をしており，自傷他害のおそれがあります。そのため，相談内容を企業の管理者に共有することについてあらかじめ従業員に説明したうえで，例外的に企業の管理者に報告すべき義務がある場合といえます。

企業の管理者としては，長時間残業が発生している場合には，業務量調整等を行い，長時間残業状態を解消することが求められます。

また，長時間残業を放置し，うつ病等の精神障害を発症した場合には，労災と認定されたる可能性があるほか，安全配慮義務違反を理由として損害賠償請求がなされる可能性もあります。そのため，企業としては，産業医の意見を踏まえて，必要があれば休職させることや残業の禁止等の配慮をすることが求められます。

事例のポイント

1　産業医との連携の必要性
2　長時間残業が発生している場合の企業としての責任
3　長時間残業と労災との関係性
4　企業の管理者との連携の必要性
5　自傷のおそれがある場合の相談内容の共有

■事例3：内部通報の事例

欠勤が続いている経理部の従業員から面談の申し込みがありました。

面談をして話を聞いてみると，直属の上司が会社のお金を横領しているかもしれないという話が浮上しましたが，自らの直属の上司の不正を会社に通報することを躊躇している様子でした。このような場合，どのように対応したら良いでしょうか。

□解　説

この事例では，直属の上司によって横領という犯罪行為の存在の可能性が浮上しているため，社内外の内部通報窓口に相談・通報するように勧めることが重要です。

企業としては，内部通報に適切に対応するために必要な体制の整備等が義務付けられていますし，直属の上司による犯罪行為を放置することによって，被害は拡大し，外部に公表された際には企業の社会的な信用が失われるなどのリスクがあります。

この事例では，従業員は通報をためらっていますが，公益通報者保護法では，通報者を特定させる情報については守秘義務が課されていますし，通報したことによる不利益な取り扱いは禁止されていますので，通報を躊躇する従業員の背中を押してあげると良いでしょう。

事例のポイント

1　内部通報制度の意義
2　企業としての内部通報に関する体制整備義務
3　守秘義務，不利益な取り扱いの禁止
4　企業との連携の必要性

本章では，知っておくべき法律知識と他職種との連携について解説しました。従業員がハラスメント被害を訴えている場合や長時間残業が発生していて従業員が不調を訴えている場合など，産業医や人事担当者などに適切な情報連携を行うべき場合があることを理解しておきましょう。

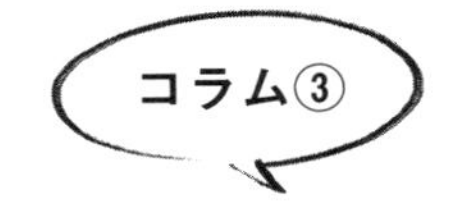

女性活躍への課題とは

五十嵐沙織

世間では，女性活躍推進がうたわれて久しいように思いますが，2023 年の日本のジェンダーギャップ指数は 146 カ国中 125 位という結果です（世界経済フォーラム「Global Gender Gap Report 2023」)。「教育」と「健康」については男女格差がほとんどないにもかかわらず,「政治」（138 位）と「経済」（123 位）の値が低く, 社会参画に関して男女格差が大きいことがわかります。

なぜなのでしょうか。

私は，小学生の頃から弁護士を志し，11 年前に目標とする職業に就きました。その後，出産を経験し，二児の男の子の母親となりましたが，弁護士としてはまだまだ道半ばという感覚を持っています。

第 2 子を出産した翌年の弁護士登録後 10 年という節目に法律事務所を開業したのですが，日々新しいことの学びがありますし，仕事で成果を上げたときの達成感や充実感を感じることができる環境にとても感謝をしています。

しかし，周囲からは，時として,「結婚しても仕事は続けるの？」とか,「子どもが小さいのに可哀そう」,「子どもが小さいときは母親がそばにいてあげなければいけない」などと批判的な言葉をかけられることがあります。しかも，不思議なことに，大抵そのような発言をするのは同じ女性なのです。

つまり，政府や企業がどんなに女性活躍推進を進めようとしても，そもそもの女性側の意識が変わらないと，男女が平等に活躍できる世の中にはならないと思うのです。

意識を変えるのは難しいことです。世代や地域にもよりますが，幼少期から家庭や社会において根深い役割分担意識の刷り込みがあるケースもあり，世の中の意識を変えていくにはあと数百年はかかるのではないかと気が遠くなるような感じがします。

それでも，私は世の中の意識が少しずつ変わり，いつかは男女がともに等しく能力を発揮し，性別に関係なく働きやすい社会が実現できることを願っています。

そのために，働きたい女性たちにとっての働き方のロールモデルの一つになれるように，私自身が日々楽しみながら仕事も家庭もベストを尽くしていきたいと考えています。

第 7 章

精神科医の立場から

池田　健

本章では，産業保健分野で働く心理職だけでなく企業に従事する人々が知っておくべき主要な精神疾患に関する基本的知識を記しました。心理職の方々は第１章から第６章までに触れられた知識をベースにして，他の職種と連携を取りつつ役割を果たすことが重要です。そのためには対象となる人が，どのような状態像を呈しており，いかなる精神疾患であるか，カウンセリングの良い適応かどうかを的確に評価する必要があります。この章では，ケースを提示しながら，産業分野でよく見られる代表的な疾患をあげ，その症状，診断のポイント，心理職に何ができるか，代表的な治療的アプローチなどに関して述べました。難解な説明は避け，実践的かつ具体的にイメージがわくように配慮したので，医療機関での実臨床におけるさまざまな場面で活用してください。

1．職場でのストレスを受けるとどうなる？

人は仕事で大きなストレスを受けると，さまざまな影響を受けます。しかし，具体的にどのような影響を与えるのでしょうか？大きくは3つに大別されます。

- からだの病気
- 事故，その他
- 心の病気

仕事による負の影響というと，一番に思い浮かぶのはメンタルヘルスの不調でしょう。ストレスによる心の病気にはたくさんの種類があります。

ここでは，特に職場を介して起きやすい「メンタルヘルスの不調」に関して，事例を交えて述べます。

2．うつ病

◆関連する疾患と症状

「働く人における心の病」と聞くと，うつ病は一番に思い浮かぶ身近な精神障害ではないでしょうか。

近年では，日本だけでなく世界的に「うつ病に類似した状態像」が爆発的に増加しました。アメリカ精神医学会によって作成された国際的な診断基準「DSM-5（Diagnostic and Statistical Manual of Mental Disorders-5th edition）」および，その改訂版である「DSM-5-TR（Diagnostic and Statistical Manual of Mental Disorders-5th edition, Text revision）」では「抑うつ障害群（抑うつ症群」として取り上げられています。

DSM分類の診断基準によるとうつ病は，2週間以上にわたってゆううつな気分が続く，または物事への興味や関心がなくなってしまうという症状のどちらか一つが存在することが必要です。加えて食欲や体重の増減，不眠や過眠，不安焦燥感，疲れやすさや自責感，集中力の低下，死ぬことについて考えるなどのさまざまな症状が出現します。特に自殺の危険性に注意することは重要です。うつ病の代表的な症状と診断は表7-1の通りです。

昨今のうつ病人口の急激な増加にともなって，「自分はうつ病ではないか？」と疑う方々は増えています。特に，インターネットなどで自己診断し，その後企業や教育機関の相談室などへ訪れ，カウンセラーに「自分が本当にうつ病かどうか診断してほしい」と告げる方もいらっしゃいます。その場合は，以下の対応が考えられます。

①私はカウンセラーでうつ病の診断はできないと正直にいう。
②1回ではアセスメントができかねるので再度予約を取るよう伝える。

表7-1　うつ病の代表的な症状と診断（DSM-5分類より）

症　状	診　断
①抑うつ気分（ゆううつな気分） ②喜びと興味の消失（普段楽しめていることが楽しめない） ③食欲・体重の変化（食欲↑ or ↓，体重↑ or ↓） ④睡眠の変化（不眠・過眠） ⑤精神運動制止・焦燥（考えがまとまらない，イライラ） ⑥つかれやすさ，気力減退 ⑦思考・集中力減退，決断困難 ⑧無価値感・罪責感 ⑨自殺願望・自殺企図	☆症状は2週間以上続く。 ☆①あるいは②がある。 ☆他の疾患が除外できる。 ① or ② ＋③〜⑨の項目の多さ 精神病症状の有無（貧困妄想など） ↓ 軽症，中等症，重症の診断

③うつ病の可能性があるので医療機関の受診を勧める。

④うつ病かどうかは自分では決めきれないと断ったうえで，本人の了解を得て，上司や家族などの関係者に面談で得られたアセスメントを伝える。

◆心理職に何ができるか

•スクリーニングに役立つ２つの質問

うつ症状があると思われる社員がカウンセリング室に訪れたとします。この場合，心理職でもうつ病かどうかをスクリーニング（選り分け）する技術はもっていることが必要です。では，どのようにスクリーニングすれば良いのか。下記はスクリーニングの質問として使われます。

- この１カ月間，気分が沈んだり，ゆううつな気分になったりすることがよくありましたか？（抑うつ気分）
- この１カ月間，どうも物事に対して興味がわかない，あるいは心から楽しめない感じがよくありましたか？（アンヘドニア：喜びと興味の消失）

→両方の答えが「はい」の場合，うつ病の可能性が高い。

これは,さまざまな研究により，精度が高いことが実証されている質問法です。

DSM分類では，２週間以上持続期間が必要とされますが，いずれにせよ，一定以上の期間持続して症状が出現することが診断の目安となります。もちろん，スクリーニングはあくまでスクリーニングにすぎません。診断の基本は詳細な問診によって現病歴，家族背景などの情報収集を行い，血液検査や画像診断などにより認知症や内分泌疾患を鑑別することが必要です。心理職でも，上記の質問から始め，次にその原因，家族背景などについてインテークを行い，アセスメントの手がかりとすることは可能でしょう。

• うつ病である可能性が高い場合

うつ病の問診を行う際に必要な質問例を表7-2に示しました。

この表7-2は著者がDSM分類をもとに作成した質問例です。これに沿って聞くことで，うつ病の重症度や切迫性をアセスメントできます。

特に，自殺願望に関して踏み込んで聞くことは重要です。うつ病の場合，実際に自殺に至ることも少なくありません。同時に，自殺に対して死にたいと誰かに告げるということは，本人にとって「生きるための命綱」として専門家にサインを出していることに他ならないからです。直接的な自殺願望が認められた場合には，自殺をしないことを約束した上で，本人の了解をとり，家族や医療機関に連絡して入院を検討するなどの対応を行うことが必要となります。

うつ病の可能性が高いと評価された際には，心理職は，社員の意向があれば，一般的なカウンセリングだけでなく認知行動療法などの広義の心理療法を行うことも可能でしょう。また，日本語

表7-2　うつ病をさらに特定するための質問例

- いつも気分が落ち込んでいますか？
- （普段は楽しめる）事柄に興味がわかなかったり，楽しめないことがありますか？
- 普段より活動性が落ちていますか？　疲れやすいですか？
- 自信がないですか？　ご自身をどう評価しますか？　自分を責めたり，価値のない人間と感じますか？　将来に対してどう考えますか？
- 集中力，注意力はいかがですか？
- 眠れなかったり，眠りすぎたりすることはありますか？　食欲が低下したり，増進することはありますか？
- 朝起きたら目が覚めない方が良いと感じたりしますか？（間接的自殺願望）
- SNSで死ぬ道具を買い込むなど死ぬための準備をしていませんか？（直接的自殺願望）

ベック抑うつ尺度第2版（BDI-Ⅱ），ハミルトンのうつ病評価尺度などの心理検査を行うことは，うつ病の補助的診断として有効です。

3．心身症

◆関連する疾患と症状

心身症は精神的なストレスが身体に現れる疾患の総称と考えて良いでしょう。

代表的な心身症を表7-3に示します。

職場におけるストレスと心身症の概要はどのようなものがあるでしょうか。社会や会社などの心理社会的因子と心身症の関連性を図7-1に示しました。

◆心理職に何ができるか

心身症の治療では，まずは生活習慣やストレスについて見直すことが大切です。薬物療法は補助的な手段にすぎません。原因となるストレスを取り除き，環境を調整すること，カウンセリング

表7-3　代表的な心身症

循環器系	本態性高血圧，不整脈，狭心症，心筋梗塞など
呼吸器系	気管支喘息，慢性閉塞性肺疾患（肺気腫など），過呼吸症候群など
婦人科系	月経前症候群，産後の体調不良，更年期障害，月経困難，無月経など
消化器系	慢性胃炎，過敏性腸症候群など
神経系	頭痛，自律神経失調症など
内分泌代謝系	2型糖尿病，脂質異常症，甲状腺機能亢進・低下症など
泌尿器系	勃起不全，過活動性膀胱など
歯科系	顎関節症，口内炎など

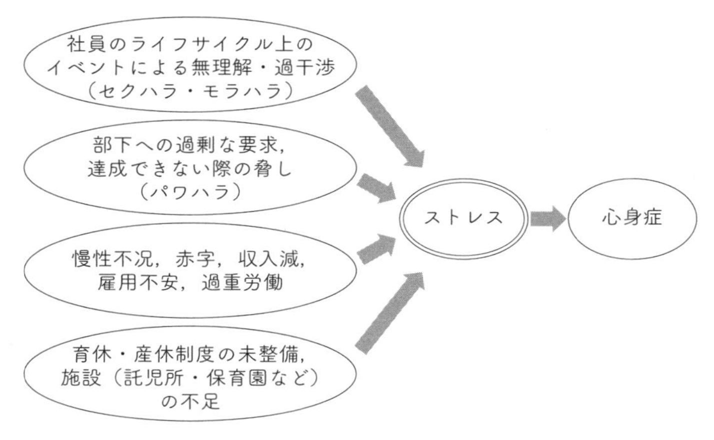

図 7-1　社会や企業などの心理社会的因子と心身症

などにより本人がストレスに対するコーピング（対処行動）を身につけることによって，改善に向かうことが多いと言えます。

身体の症状がみられると，多くの方は身体のことにしか目が向きません。心身症の場合には「心」に主な原因があることに気づき，どういった場面でどのような症状が出るかということについて本人が気付くという，認知面に焦点を当てたアプローチも有効です。また，後述する行動療法的なアプローチも有効です。

■ケースをもとに考える

本人：Aさん。男性。42歳。

主訴：特に食後に悪化する胃の痛み。

Aさんは元来短気な性格。成績は小学校の頃からずっと優秀でした。国立大学を卒業し20代で結婚後，恩師の勧めでイギリスに留学。留学中に第一子が誕生しました。帰国後，母校の教師として迎えられましたが，やりがいを感じることができずにいました。

40歳の時に起業に成功していた友人に誘われて，今の会社に転職しました。得意の英語を生かせるので仕事は楽しく，本人も意欲的に働き，対人関係も大きなトラブルはありませんでした。

もともと胃が弱く，20代から自覚症状がありましたが，半年ほど前から，ノルマを達成できないときなどに，食後に胃の強い痛みを自覚するようになりました。

□解　説

まず「もともと胃が弱かった」とありますが「半年ほど前から，食後に強い胃の痛みを自覚した」という症状が出現したという点が気になります。

これは転職に加えて，仕事がたてこみ，期日に追われるなど，心理的なストレスが症状を悪化させたと考えて良いでしょう。

食後の腹痛は胃酸が分泌する作用の一つで，胃炎あるいは胃潰瘍などに多く見られます。しかし，人体は病態生理通りにいかないことも多くあるので他の疾患に注意を払うことも大切です。

Aさんのサポートに関して表7-4に行動変容のステージと，このケースをもとにした言動例とサポートを記しました。これに従って考えてみましょう。

心理職はAさんが表7-4にあげた行動変容ステージのどの段階にあるのかをしっかり見極めることが必要です。なぜならば，それぞれの段階で，有効なサポートが異なるからです。

このケースでは，胃の痛みの自覚はあります。よって何らかの行動（有給休暇を使う，内視鏡検査を受ける，食生活を見直すなど）を起こそうと考えているかを判断する必要があります。

本事例では，胃がんなどの可能性もあるため，精密検査を受けることが重要です。検査を受けても異常がなく，さらに胃痛

表 7-4　行動変容のステージとケア

ステージ	定　義	本人の言動例	サポート例
無関心期	6カ月以内に行動を起こす気がない	胃痛は前からです。人間ドックはお金のムダ	黙って見守る。ご家族の意見を聞いてみたら？（軽い助言）
関心期	6カ月以内に行動を起こす気がある	次の長期休みに検査しようかな……	それが良いですよ
準備期	近い将来（1カ月以内）に行動を起こす気がある	人間ドックに行きました。どんな治療が有効ですか？	食事や生活指導を受けましたか，実行してみましょう
行動期	行動を変化させてから6カ月以内にある	辛い食べ物を控えています。でも，何だか物足りない	それはそうですよね。もう少し頑張ってみたら……
維持期	行動を戻さないようにして6カ月以上経つ	食生活には慣れました。仕事は，まだ忙しいけど……	すごいじゃないですか。仕事についても誰かと相談できませんか

※無関心期などステージが進んでいない段階での助言のしすぎは逆効果。
※維持期から逆戻りしないように時に積極的に⇔精神分析療法などとの共通点。

が持続する場合には，ストレスを軽減するような方法への気づきや行動変容を促したり，それらを持続できるようなアプローチが望ましいと言えます。

可能であれば定期的に検査を受け，疾患の進行がないか，他の疾患が出現しないかなどについて，担当医からアドバイスを受けることが重要です。

4．適応障害

◆関連する疾患と症状

適応障害とは，自分の置かれている環境に適応できず，主に精神面に症状が出現して，日常生活に悪影響が出る状態を指します。ストレス（正確にはストレッサー）という言葉は外部からの刺激の総称です。過度のストレスはさらされ続けると心身に負担がかかります。

人は誰しも日々心身に変化（＝ストレス反応）を感じていますが，過度なストレス反応は日常生活に支障を来します。

適応障害の症状や原因は，多岐にわたります。

適応障害の場合には，ストレスと精神症状の関連性は比較的明確です。企業で働く社員においては配置転換や人事異動などにより不適応を起こすことが少なくありません。

例えば栄転や昇進のような一見喜ばしい出来事でも，ご本人にとってはストレスの原因となり得ることはおさえておきましょう。

適応障害は，本人が心身に不調を感じていても，明確な症状が出現しない限り治療につながらないケースも多数存在します。

しかし，仕事や日常生活に支障が出るような場合には，早めに環境調整や治療を行わないと悪化することも少なくありません。持続的に強いストレスが続くと，うつ病や不安障害におちいったり，さらに重篤な精神疾患を併発することもあります。

◆心理職に何ができるか

原因を探る：適応障害とは，何らかの不適応により，今の望ましくない状態が生じたと思われる概念です。よって企業で働く心理職は不適応の原因を，本人や職場の環境から探り，きめ細やかなサポートやケアを行うことが必要です。

環境を調整する：職場での不適応が原因であれば，心理職は産業医と協力しながら，本人や上司などと相談して，その不適応を軽減するような方向性で環境調整することが，心理職に期待される役割だと言えます。

5．不安障害

◆関連する疾患と症状

不安障害（不安症）は古くは神経衰弱，ノイローゼともいわれ，その後精神医学では神経症といわれた時代が長く続きました。しかし，その中で生物学的な因子が濃厚なものと，そうでないものが次第に分かれて現在に至っています。

しかし，なかにはうつ病の症状と判別がつきにくいものもあります。また，統合失調症など精神病の症状の一つとして不安障害の症状が出現することも少なくありません。

図 7-2 に，我が国における不安障害とうつ病の変遷に関する概要を示しました。簡単に言うと，ここ数十年の間に「うつ病」という呼称がごく一般的になり，疾患の概念が拡大したと言えます。

また図 7-3 に，不安症群（不安障害群）の代表的な疾患とその周辺疾患を示しました。しかし，例えば，うつ病と診断された人の中で，パニック発作のような症状が出現することもしばしばあり，それぞれの境界は曖昧です。

■心理職に何ができるか：ケースをもとに考える

本人：Bさん。女性。22 歳。

主訴：仕事に自信がもてず不安で手の震えや動悸がする。LGBT（Q）かもしれず，カミングアウトするかどうか迷っている。

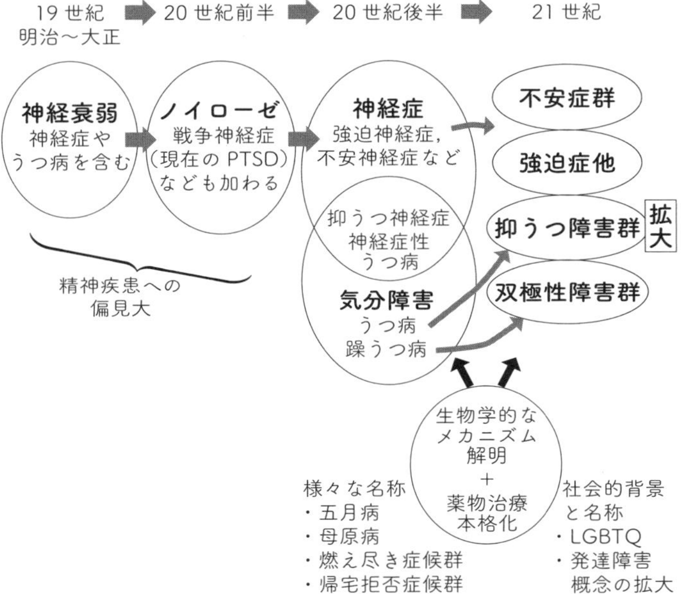

図 7-2　神経症とうつ病のまぎらわしさ

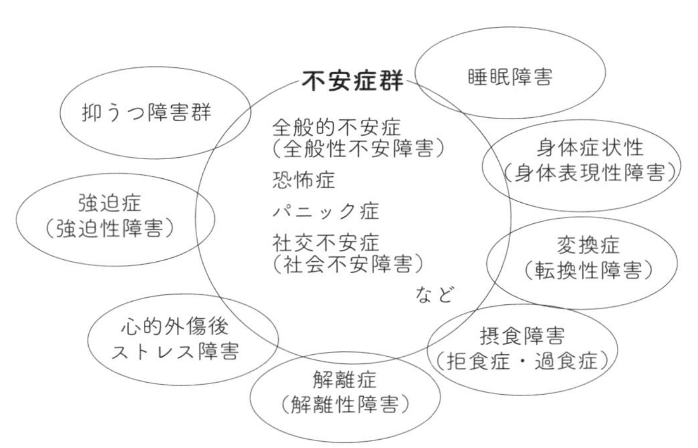

図 7-3　不安症の種類と関連疾患

Bさんは内向的な性格。女子大で親しくなった同性の友人と交際し，将来は一緒に住もうと言われていますが，両親を始めとして家族には伝えることができていませんでした。

大学卒業後，女性の社長が経営する今の会社に就職。社員は10名ほどで一族経営です。社長は社交的な性格で面倒見が良く，女性が活躍する社会を目指すというのが社の基本理念です。社長は，LGBT（Q）の話題などを取り上げ，「これからは多様性の時代。様々な個性をもった人材がのびのびと活躍できる環境が必要だと思う」と話しています。

交際相手から「そんなに雰囲気の良い会社なら，会社でもLGBT（Q）であることを話してほしい」と言われて，Bさんは戸惑ってしまいました。Bさん自身は自分がLGBT（Q）なのかどうかまだよくわからず悩んでいます。

加えて，仕事にも慣れておらず，仕事がうまくできるかどうか不安な日々が続いています。そんなある日，顧客から，ささいなミスを指摘され，それ以来，職場で初めての人に会うときに限り，不安を感じ，手が震えたり，動悸がするようになりました。そんなある日，Bさんは社長室に呼ばれて面談を受けました。社長はBさんの言葉を優しく聞いてくれた上で「あなたは，人との壁を作りすぎているような気がする。誰にもいわないから，普段感じている正直な気持ちを遠慮なく私に相談してちょうだい」と言われました。そこでBさんは，自分のプライベートなことを会社の人に話そうかどうか悩んでいます。

□解　説

このケースが抱える不安に関する概要を図7-4に示しました。

Bさんは新入社員としての緊張，LGBT（Q）に関する疑問，仕事への自信のなさ，対人緊張などといった多くの不安要因を抱えています。

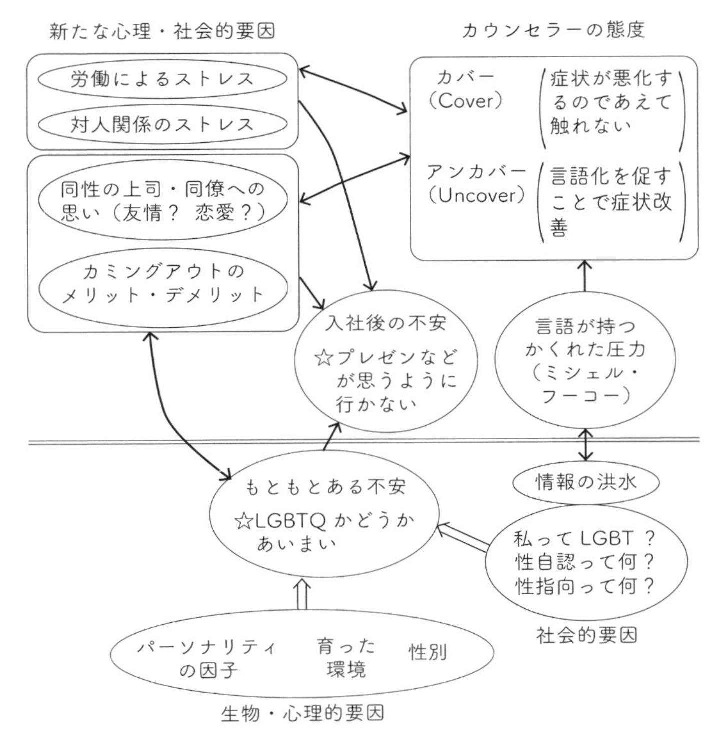

図 7-4　ケースが抱える不安の正体（言葉の持つ圧力）

心理職にできるケアとしては，不安になる原因を探り，原因と不安の因果関係をアセスメントすることが重要になります。

このケースにおける不安要因はおよそ下記のとおりです。

- **内向的であるという性格要因**
- **新人で仕事に慣れていない。**
- **LGBT（Q）かもしれないが，確証がもてず，親族にも伝えていない。**

- **同居している女性からはカミングアウトを勧められているが迷っている。**
- **仕事に慣れていない。**
- **ささいなミスを顧客に指摘されて以来，さらに不安が強くなり，それ以降手が震えたり，動悸がする。**
- **社長は話を聞いてくれたが，LGBT（Q）のことを話して良いかどうかは不安。**

実に様々な不安要因がありますが，心理職がかかわる場合には優先順位をつけて，整理してケアすることが必要です。

また，カウンセリングの進め方の大原則として，「漠然とした不安」を「現実的な不安」に置き換えるようなアプローチを行うと有効です。本ケースでは，不安が強くなった直接的な原因としては，新人として，慣れない環境にとまどっているところに，顧客にミスを指摘されたことが考えられます。その結果，仕事の場面で人に会うときに手の震えや動悸などの症状が出現しているわけです。

よって当面は，LGBT（Q）に焦点を当てるよりも会社における失敗をどう受け止めるのかに的をしぼった方が有効でしょう。

長い視点で見ると，Bさんが職務経験を積むことで，不安が軽減していくかどうかが一つのポイントになるでしょう。経験を積んでも不安が強いのであれば，管理職に相談し，接客業務の負担を減らし，違う仕事をやってみるのも一つの方法でしょう。社長の面倒見が良いという点では職場環境は恵まれていると思われますので，Bさんは自分なりに何が困っているかを管理職や同僚に対して言語化することは大切なことです。

さて次に，極めてデリケートな問題であるBさんのアイデンティティについて，つまり，LGBT（Q）ではないかという不安や葛藤を，心理職はどのように考えたら良いかを述べます。

まず，Bさんの所属している職場は，多様性を重要視する企業理念が掲げられており，その点では恵まれた環境といえます。一方，Bさん自身は，職場や親族にカミングアウトすることにもためらいがあり，まだ決心がついていません。現時点では心理職は慎重な姿勢を保つのが望ましいといえます。なぜなら，カミングアウトによって，それまでの人間関係が微妙に変化することがあるからです。別の視点から見れば，実際にはさほどの変化はなかったとしても，本人が，関係が変わってしまったと過剰に考えてしまうことも少なくないのです。

このケースでは，本人の性自認（自分の性別に対する認識）や性指向（恋愛の対象が異性か同姓か）が，まだ明確とは言えません。また，一般に10代から20代というのは，同性に恋愛感情に似た感情をもつことも少なくありません。加えて，我が国においてはLGBT（Q）に対する真の理解が遅れており，差別感情が残っていることも否定できません。よって，たとえ，社長にLGBT（Q）への理解があっても，現時点ではカミングアウトがかえってBさんの不安をたかめてしまうこともありうるでしょう。しかし，先にあげた仕事上での不安が解消し，社長以外の社員とも十分な信頼関係が構築された場合には，LGBT（Q）についてカミングアウトすることも選択肢の一つとなりうるのです。

このように色々な問題点が複合的に存在している場合，職場において優先順位の高い現実的な課題や不安に焦点を当てて，問題点を整理し，社員の職務状況や日々の心情に寄り添いながら，細やかなケアやサポートを行うことが心理職の重要な役割だといえます。

6．燃え尽き症候群

◆関連する疾患と症状

燃え尽き症候群は，もともと意欲的に何かに取り込んでいた人が，何らかの契機でバーンアウトした状態になることを指します。燃え尽き症候群でよく認められる症状は「情緒的消耗感」「脱人格化」「個人的達成感の低下」などがあげられます。企業において認められやすい上記の症状の具体例を表 7-5 に示しました。

燃え尽き症候群は対人関係において自分の感情が左右されがち

表 7-5　燃えつき症候群の症状と仕事との関連性

情緒的消耗感（仕事により，情緒的に力を出しつくし消耗した状態）
仕事をやめたいと思うことがある。
仕事を終えると，「やっと終わった」と感じる。
職場に出ずに家にいたいと感じる。
仕事が原因で気持ちにゆとりがない。
脱人格化（顧客や同僚に対する，冷淡で，非人間的な対応）
人に気配りするのが面倒である。
顧客や同僚の顔もみたくない。
同僚と何も話したくない。
仕事がつまらなく思える。
仕事の結果など，どうでも良い。
個人的達成感の低下（以前は存在した達成感が感じられない）
以前より仕事に熱中できない。
仕事が自分の性格に合わないと思う。
仕事に達成感や満足感を感じない。
仕事に心から喜びを感じない。
仕事に熱中することが以前より減った。
自分の中で仕事をうまくやり終えたと感じることが減った。

（参考：日本版バーンアウト尺度）

な職業（いわゆる感情労働）に多いとされています。

■**心理職に何ができるか：ケースをもとに考える**

本人：Cさん。女性。36歳。

主訴：プロジェクトの途中で人が変わったように，元気がなくなった（部下の話）

Cさんは，もともとバイタリティーあふれる性格でした。現在，既婚で2人の子どもがいます。約2年前に，ヘッドハントされて現在の企業の東京本社に就職しました。転職してほどなく重要なプロジェクトのリーダーを任されましたが，部下を適材適所に配置し，自身も率先して働くことにより，プロジェクトは成果をあげ始めました。

ところがそのプロジェクトにかかわるようになって約1年半を経過した頃から，明らかにCさんの様子に変化が認められるようになりました。具体的には，「疲れ果てた様子でボーっとしている」「時々深いため息をつく」「始業時間ギリギリに出社したり，残業せず退社時間も早くなる」「明らかにつっけんどんな対応が増えた」などです。

チームのメンバーの話を総合すると，プロジェクトは順調に進行しており，Cさんの仕事量は立ち上げ当初よりも相対的には楽になっているとのことでした。

しかしCさんの勤務態度は思わしくなく，上記のような状態が継続するため産業医の紹介で心理職の元を訪れました。

Cさんはカウンセリング開始当初は心理職への警戒心が強く，拒否的な反応が目立ちました。しかし，偶然，セッション中にCさんのスマホにCさんの長男からの泣き声が混じった電話がありました。心理職がその件について取り上げたところ，Cさんは「実は会社より家のことで疲れ果てているんです」といい，泣き出しました。次のセッションからカウンセリングの内容が変化し家庭の事情が語られるようになりました。

Cさんには現在5歳の長男と3歳の長女がいます。大学の時に知り合った配偶者との仲は円満です。Cさんの両親と配偶者の両親は，いずれも北海道在住で健在です。

子育ては，配偶者と実母が手伝ってくれていました。

ところが，約半年前に配偶者の海外赴任が決まり，ほぼ同時期にCさんの実父がくも膜下出血で緊急入院しました。一命はとりとめたものの現在もリハビリ中です。このためCさんは子育てに関してサポートを受けられなくなりました。

その結果，子どもたちは兄弟喧嘩が増え，長女は頻繁に夜泣きをするようになりました。

最近のCさんは，家で子どもたちに接するのがゆううつで仕方がなく，ヒステリックになることもあり，寝不足が続いています。しかし，立場上，公私混同をしてはいけないという気持ちがあり，何とかその日その日をやり過ごすのが精一杯の状況です。つまり，Cさんはいわば家庭生活においてバーンアウトを起こした状態であることが判明しました。

このような状況を受けて，本人，上司，産業医などで何度か話し合いがもたれました。その際心理職は，Cさんの同意を得て，必要となる情報を会社側に提供しました。その結果，親孝行をしたいという本人の希望でCさんは実家から通勤可能な札幌支社への転勤が決まり，子どものサポートは，実母の近くに住む叔父夫妻がサポートする方向で話がまとまりつつあります。

図7-5に燃え尽き症候群におけるサポートの方法例を示しました。

□解　説

フロイデンバーガー（Herbert J. Freudenberger）が，「バーンアウト」という概念を提唱した1980年当時は，我が国はもとより，海外でも，女性の社会進出が進んではいませんでした。

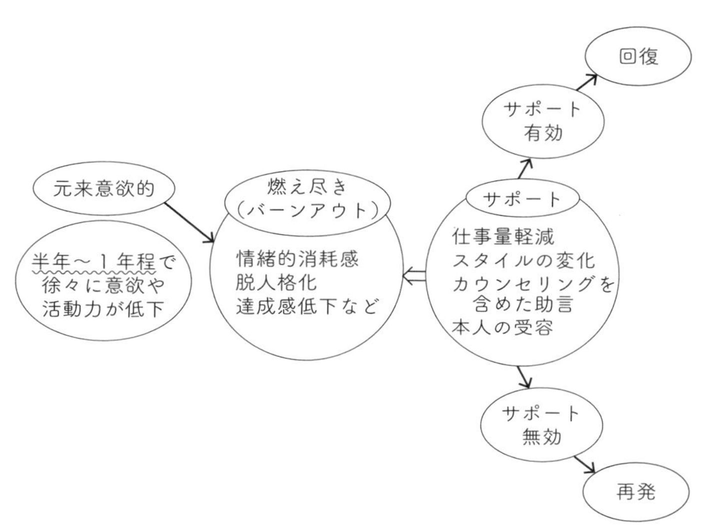

図 7-5　燃え尽き症候群の発病・回復モデル

少子高齢化や，これに伴う介護問題も相対的には少なかったといえます。その後，女性の社会進出が進み，本ケースのように男性の配偶者が家事や育児に積極的に協力するケースも多くなりました。しかし 1980 年頃は海外でも育児は主婦の仕事でした。このため，子育てに専念していた主婦が子どもが独り立ちした後に空虚感に襲われ，一種のバーンアウトに陥る「空(から)の巣症候群」という概念が提唱されていました。これも一種の燃え尽き症候群と理解して良いでしょう。

さて，事例について考えてみましょう。このケースでは，当初はCさんの仕事の場面に限定したバーンアウトが想定されていましたが，カウンセリング中の偶然の出来事をきっかけとして，家庭の事情や女性社員の働きにくさが明らかになりました。

我が国では女性の社会進出が進む一方で，男性の育児休暇が取りにくいなど，他の先進国に比べて，社会全体が女性の働きやすさを後押しするシステムは立ち遅れています。また，ハラスメントなどのコンプライアンスが重視されることによって，男女ともに，プライベートなことを話しにくい土壌が会社にも生まれている可能性も否定できないでしょう。このような意味で本ケースは企業だけでなく，現代社会の矛盾した構造を象徴したケースといえます。

7．睡眠に関する問題

◆関連する疾患と症状

働く人にとって，睡眠の問題は切っても切り離せません。

しかし，睡眠に関連する疾患にどのようなものがあるかは意外に知られていません。

下記に代表的な睡眠障害を示します。

- 不眠症（夜に眠れず日中に問題が起きる）
- 過眠症（時間的には十分な睡眠が取れているのもかかわらず，眠り続ける）
- レム期睡眠行動異常症（夜間に歩き回る，大声で叫ぶなどの行動を示す）
- ナルコレプシー（突然の睡眠発作や脱力発作などが起きる）
- 概日リズム障害（睡眠覚醒のリズムが徐々にずれてしまう）
- 睡眠時無呼吸症候群（気道の狭窄などが原因で睡眠時に無呼吸が起き，日中に眠気に襲われる）

◆心理職に何ができるか

睡眠に関する質問は比較的聞きやすく，答える側にとっても気軽に答えやすいというメリットがあります。一方で，その評価やプランの立案は簡単ではありません。

たとえば，うつ病，躁病，統合失調症などの精神疾患でも睡眠障害は多くの割合で認められます。また，高齢者でも眠れないなどと訴える方は多数にのぼります。その一方，医療機関では本人の訴えだけを聞いて，安易に睡眠薬が処方されることも少なくありません。医師だけでなく心理職も，睡眠障害の背後にどのような問題が隠されているかをアセスメントすることは重要です。

高齢者の場合には，加齢により自然に睡眠時間が短くなることを「眠れない」ととらえていたり，昼間に十分な睡眠をとったことを伝えずに不眠を訴える人もかなりの割合で認められます。また，うつ病で不眠を訴える方の場合には，時間的には十分な睡眠時間が取れていても熟眠感がない，床についても眠れない，中途覚醒，早朝覚醒などの症状がしばしば出現します。それゆえに，

- 睡眠時間だけでなく内容についても詳しく聞いて評価する。
- 背後に隠れている疾患に関しても常に考慮する。
- 生活習慣に問題がないかを聞いて的確なアドバイスを行う。

などが心理職にとっては求められることになります。

先に上げたうつ病や睡眠時無呼吸症候群の場合には，本人の主観的な訴えよりも身近な人間の客観的な観察の方が有用な場合も少なくありません。ナルコレプシーや睡眠時無呼吸症候群などが疑われる場合には，産業医などと連携して，睡眠外来などで精査を行うことが必要です。

8．アルコール依存症

◆アルコール依存の症状と問題点

依存症の種類はさまざまです。代表的なものにアルコール，覚せい剤など違法薬物を含めた物質依存があります。また，ギャンブルやゲームなどをやめられず，日常生活に重大な支障をきたしている状態も依存症と呼ばれます。

アルコール依存症において大きな問題となるのは精神的な依存だけでなく，長年の飲酒習慣によって身体的な依存が形成される点です。習慣的な飲酒によって，同じ量を飲んでもあまり酔えないという状態になります。これを耐性と呼びます。アルコール依存症の場合には「酔うまで飲み続けたい」という精神的な依存があるために徐々に飲酒量が増えていきます。

そして何らかの状況で飲酒ができない時に，不眠，発汗，手の震え，意識障害，幻覚，けいれんなどの離脱症状が出現します（アルコール離脱症候群）。これらの症状を総称して身体的な依存と呼びます。また，身体的にも肝臓や膵臓などに影響があらわれ，肝硬変や食道静脈瘤破裂によって死亡することもあります。また，大量の飲酒を継続することにより，本人の健康だけでなく家族も巻き込まれ，金銭的に困窮したり，精神的に疲れ果てることもあり，本人及び家族の社会的な生活が脅かされることも少なくありません。

◆心理職に何ができるか

違法薬物と違い，成人なら合法的に手に入れることができることなどから，アルコール依存症の場合には断酒に成功しても再飲酒することも多く，治療は長期間にわたることが少なくありません。アプローチの方法としては心理教育や依存症の人間が集まって体験談を語り合う集団精神療法などが多く用いられます。また，近年では，完全な断酒に成功しなくてもアルコールによって本人や家族が受ける社会的，経済的な悪影響を減少されることを主目的とする治療が行われることがあります。このような治療法をハーム・リダクションと呼びます。

9. 自閉スペクトラム症

◆関連する疾患と症状

自閉スペクトラム症（Autism Spectrum Disorder：ASD）に関する症状の概要を表7-6に示しました。従来から用いられてきた「三つ組（三大特徴）」と称される症状とDSM-5の代表的な特徴を示してあります。

マスメディアなどでは，自閉スペクトラム症において「社会的コミュニケーションに障害がある」という点が強調されます。し

表7-6　自閉スペクトラム症（自閉症スペクトラム障害の診断と症状）

三つ組セットといわれる症状
社会性の欠如 コミュニケーションの欠如 想像力の欠如（想像力：相手がどう思うかなどの配慮やイマジネーション）
国際的診断基準第5版（DSM-5）による基準（一部著者改変）
A　社会的コミュニケーション及び相互関係の持続的障害 B　限定された反復する儀式の行動・興味・活動 上記の症状は発達早期に出現するが，その後に顕著になることもある。 症状A：相互の対人関係・情緒的関係の欠如／非言語的コミュニケーション（アイ・コンタクト，あいづちなど）の欠如／他者との友人関係や維持の困難 症状B：多動的・反復的な運動や動作／極端なこだわり，対象への病的な執着／感覚への過敏さ（光・匂い・音など）

表 7-7　自閉スペクトラム症（自閉症スペクトラム障害）のポイント

①症状によって職業や社会的活動に重要な支障を来たしている。
②症状は発達早期（乳幼児健診・小学校入学前など）に出現するが，後になって明らかになることもある。
③遺伝子（ゲノム）が原因になっている可能性もあるが，環境要因との関連性は不明。
④いじめ・ストレスなどにより二次的な問題（うつ病・不安・情緒不安定・過度の攻撃性など）が生じる。

かし，そもそもコミュニケーションとは何を指しているのでしょうか。例えば，ある人はかなり実務的能力が高くても，コミュニケーションが苦手なために，周囲から安易に発達障害やアスペルガー障害と噂されているとしましょう。すると，そのようなレッテル貼りによって本人は一層孤立してコミュニケーションを取りづらくなり追い詰められることが予想されます。企業内で働く人々を支援する心理職は，この点に十分注意すべきです。

表 7-7 に自閉スペクトラム症の診断のポイントをあげました。企業では「持続的にコミュニケーションを取り続けて課題を達成しないと利潤もあがらない」という側面があります。それと同時に，情報処理能力が個人のキャパシティを超えれば，誰でも発達障害的な適応不全の状況になりえます。心理職は，このような職場特有の矛盾や限界に対して常に注意を払うことが必要です。

■心理職に何ができるか：ケースをもとに考える

本人：Dさん。男性。33 歳。

主訴：昇進してから，他部署や取引先との関係がよくない。
（同僚や部下の話）

Dさんは既婚で子どもはおらず5歳年上の奥さんと二人暮らしです。

大学や大学院では，コンピュータのプログラミング関係の研究をしていました。入社後も，その技術を生かして，着実に成果をあげてきました。しかし，新たなプロジェクトを立ち上げることになり，マネジメント能力があり，社交的なEさんがプロジェクトリーダーとして抜擢されることになり，部下としてDさんが配置されることになりました。ところが，Eさんが家庭の事情で九州の支社へ転勤になり，上層部の判断によりDさんがプロジェクトリーダーとなりました。しかし，Eさん抜きのプロジェクトが始動してから，Dさんの社内外の人間関係の維持が難しくなりました。プロジェクトメンバーや課内の人間は，もともとのDさんの性格に慣れていましたが，他部署の中からは，「あいつは『アスペルガー障害』じゃないのか」という声も聞こえてくるのが現状です。

Dさん本人が記憶している限り，乳幼児期の健診などで異常を指摘されたことはないとのことです。しかし，Eさんの転勤により，自分が得意としていた部門だけでなく，対外的なやり取りなどの苦手な仕事まで引き受けることに大きな負担感があるとのことでした。ただし，切迫感は感じられず，どこか他人事のような感じは否めません。一方で，心理職との面接で明らかになったことは，母親や配偶者は社交性があり，Dさんが対人関係でうまくいかないことを今までサポートしてくれていたということでした。Eさんも，どことなく，Dさんの母親や配偶者に似た雰囲気があり，DさんはEさんの元では非常に働きやすかったとのことでした。

□解　説

○適切なアセスメントとケア

まず，DSM-5 診断の基準に照合しても，Dさんは，自閉スペクトラム症の診断基準には該当しません。理由としては，健診で異常がなかったということ，小学校卒業までに自閉スペクトラム症に該当する症状が明らかではなかったということなどがあげられます。加えて，Eさんが転勤するまでは，周囲のサポートはあったにせよ大きな対人関係やコミュニケーションの問題は認めていません。

あえてDさんの精神医学的な症状をあげると，「本人の自覚症状と他の社員からあがっている苦情に温度差がある。本人は良くも悪くも，その空気感に鈍感で，空気を察知していない」というところがあげられます。

今，筆者はあえて「良くも悪くも空気感に鈍感」という表現を使いましたが，これには良い点と悪い点があります。良い点としては，本人が空気感を過剰に意識すると，抑うつ感などの精神症状を呈しやすくなるということがあるため，鈍感であることでそのような状態に陥ることを回避できるということがあげられます。悪い点としては，プロジェクトに支障を来たす，つまり，本人が元来もっていた対人関係的な問題がチーム全体に波及しているが，本人はそれを察知できないため，事態がさらに悪化しかねないという点があるでしょう。

このように空気を読むことに良い面と悪い面が両方あるにもかかわらず，他の社員がサポーティブな配慮をせずに，医師の診察もなされていない中で，自閉スペクトラム症あるいは発達障害などという病名を一方的に広めることでDさんがさらに会社に居づらくなる環境を作ってしまった場合，それは企業が作り出した偽りの診断による偏見や差別と断言してもあながち間違いではないでしょう。

○保護的環境（Holding Environment）の重要性

現在に至るまでのDさんの環境は，形こそ多少は異なるものの，常に保護的な環境が作られてきたという背景がありそうです。

その環境を作る形を担ってきたのは，母親や配偶者です。そしてEさんが転勤するまでは企業内においてその役目を果たしてきてくれていたと言えるでしょう。加えて，Dさんも，「そういう保護的な環境にあった」という多少の自覚はありそうです。

ここで重要なのは，Dさんが「こういう環境を作ってくれない会社が悪い」という他罰的な態度でも「環境に甘えていた自分が悪い」という自責的な態度にもなっていない，良く言えば冷静，悪く言えばひとごとというスタンスであるとことです。加えて，強調しておきたいのは，一定の環境のもとでは，現在Dさんに対してあがっているような批判の声はあがっていなかったということです。つまり，Eさんの転勤により，保護的な環境ではなくなり，加えて，苦手な対人関係の仕事を引き受けるという二重のストレスにより現在の困った状況が一時的に作り出されたことについて，時系列的，総合的な視野をもつことが必要だと言えるでしょう。

まず，心理職あるいはDさんに近い関係にある上司や同僚が，そういう認識をもつことが，ケアの第一歩です。Dさんのケアをどうするかに関しては，プロジェクト全体の管理体制について再構築が必要です。会社側がDさんだけでなく，他の社員の意見も聞き，十分に話し合った上で現実的な解決方法を模索する必要があると言えるでしょう。Dさんに関していうと，心理職が「自閉スペクトラム症（的な傾向）がある」というような安易な病名診断をすることは有害無益であり，不適切なケアあるいは偏見に結びつくおそれがあることを十分に注意しましょう。

10. 注意欠如多動症

◆関連する疾患と症状

DSM-5による注意欠如多動症（Attention Deficit Hyper-activity Disorder: ADHD）の概要はおよそ表7-8のようになっています。

さらに，表7-8のような症状は「いくつかの項目が12歳以前に存在しており家庭，学校，職場など複数の状況で認める」「社会・学業・職業的機能や質を損なっているという明確な証拠がある」「症状は他の精神疾患などに起因しない」という条件の下で出現していることが必要です。男女比は約2対1で男性に多いと

表7-8　DSM-5による注意欠如多動症の概要

不注意の項目（下記の6つ以上が最低6カ月持続）
• 学業や仕事中などの不注意な間違いや注意の困難さ。 • 課題や遊び中などの注意持続困難。 • 話しかけられても聞いていないかそのように見える。 • 指示に従えずに，学業や用事などを最後までできない。 • 課題や活動を順序だてて行えない。 • 学業や宿題など，持続的な努力が必要な課題に従事することを回避する。 • 課題や活動に必要なものをよく紛失する。 • 外的な刺激により注意散漫になる • 日々の活動での忘れやすさ。
多動性あるいは衝動性の項目（下記の6つ以上が最低6カ月持続）
• 手足をそわそわ動かしたり，椅子などでもじもじする。 • 着席するように求められる場面で席を離れる。 • 不適切な状況で走り回ったり，高いところへ登ろうとする。 • 静かに遊んだり余暇を送ることができない。 • じっとしていられず，エンジンで動かされているように行動する。 • 話し続ける。 • 質問を待たずに答え始める。 • 列の順番などが待てない。 • 他人を妨害したり邪魔をする。

され，不注意の項目が多いか多動や衝動性の項目が多いかによって不注意型，多動型，衝動型などに分類されます。

• 注意欠如多動症の診断について

診断基準をみていくつか注目してほしい点があります。第1点目は症状と過剰診断に関する問題です。

本章で触れたうつ病（抑うつ症群）などは気分の落ち込みなど自覚症状が目安になります。一方で自閉スペクトラム症も注意欠如多動症も客観的な症状が多いということがわかると思います。

自閉スペクトラム症の場合には，コミュニケーションというきわめてあいまいな概念が診断基準に入っています。注意欠如多動症も，周囲に比べて，注意力・多動性・衝動性などに問題があるという，相対的な目安が診断の項目に入っていることに注意が必要です。

たびたび強調しているように，本人は自覚がないのに，周囲が，時には本人さえもがSNSやマスメディアの情報をもとに安易にレッテルを貼っていること自体が，発達障害の過剰診断における大きな問題点の一つです。

第2点目は項目の特徴です。先に書いた項目のいくつかは「自分や自分の周囲にもこのような項目が該当する」と思う人が少なくないのではないでしょうか？　誰でも個人の能力を超える仕事のノルマあるいは課題などを課されると，うっかりミスが増えたり，落ち着かない，イライラするなど「注意欠如多動症的な症状」を呈することは，当たり前だといえるでしょう。そのような個人の能力やストレスフルな環境自体を是正することなく個人にレッテルを貼るのは大いに問題があります。

第3点目は，診断基準に「いくつかの項目が12歳以前に存在している」「家庭，学校，職場などの複数の状況で症状が出現する」という項目が付け加えられていることに着目しましょう。

成人の注意欠如多動症（俗にいうアダルトADHD）という概念

表 7-9　成人の注意欠如多動症の特徴

ポイント：幼少期から下記の特徴があり，入社後にも改善されない。

不注意が目立つタイプ
仕事上の不注意ミスの多発。
注意力・集中力の欠如。
整理が苦手。
会議の場面などで内容を聞いていない。
スケジュール管理が苦手。
大切なアポイントメントをしばしば忘れる。
多動・衝動が目立つタイプ
いつも落ち着かず，ソワソワしている。
順番を待つことが苦手。
急にかんしゃくを起こす。
ささいなことで怒り，トラブルになる。
思いつきで行動してブレーキがかからない。

が，かなり以前から提唱されています。上述した診断基準において，「12 歳以前に症状のいくつかが存在している」と注釈がつけられていることは，成人であっても ADHD と診断されうるということを示しています。一方で，12 歳までに，診断項目が存在しない限りは安易に ADHD とは診断できないということがポイントなのですが，この点は見逃されがちです。表 7-9 に成人の注意欠如多動症の特徴を示しました。

■心理職に何ができるか：ケースから考える

本人：Fさん。30 歳。男性。独身。

主訴：最近，会議などで落ち着きがなくミスが多い（部下の話）。

Fさんは，明朗で陽気な性格。先にあげた，Eさんのもと，Dさんとともにプロジェクトチームのメンバーとして抜擢されて働いていました。社内での評判は，マイペースで強引なところもある反面，裏表がなく，エネルギッシュで，皆を引っ張って行く部分もあり，評価する上司や慕う後輩も多いとのことです。

ところがEさんの転勤以来，Fさんも，Dさん同様に，今までEさんが担っていた役割を任されるようになってから「空回り」する場面が多くなりました。

Fさんが Eさん不在の会議に出席すると，延々と自説を展開して，周囲をウンザリさせることがしばしばあります。また，「もっと頑張ってEさんの穴を埋めようよ！」と張り切る一方で，ケアレスミスを繰り返す回数が増えて，周囲はその後始末に追われていますが，本人はあまりその自覚がなさそうです。中にはDさん同様，Fさんも「発達障害」や「ADHD」ではないかと言う同僚や上司も増えています。このような経緯でカウンセリングが開始されました。

Fさんは，時間通りにカウンセリングの部屋に到着して，開始とともに，やや一方的な調子で自分の不満について話し始めました。具体的には，自分は困っていることは特にないのに，上司と産業医から一方的にカウンセリングを受けるように言われたこと，自分にはEさんの後を継いで，プロジェクトを維持して発展させることが大事なミッションであることなどが語られました。

Fさんの口調に，やや圧倒されながらも，心理職は，特に悩みがなければ継続的に心理職との面接を継続する必要はないこと，守秘義務などは厳守することなどを伝えたところ，冷静になり，以下のような情報を話してくれました。

Fさんは，母親から聞いた限りでは幼少期に成長発達の遅れを指摘されたことはなく，クラス委員をつとめたこともあります。中学校から本格的に野球を始めて，特に高校の際には，監督から「熱血なのは良いが，もう少し冷静になれ」と言われたことがあったとのことです。自分でも，そうなるように努力はしていたものの，ピンチになると必要以上に力んで打ち込まれることが何度かあり，あと一歩のところで甲子園には出場できませんでした。

人一倍練習熱心で，深夜まで練習することも日常的で，昨今の「働き方改革」などは，物足りなく感じているとのことです。Eさんが抜けた後，プロジェクトがうまくいっていないこと，メンバー間の雰囲気がギクシャクしている自覚はあるものの，気力と体力で乗り切れるのではないか，なぜもっと皆は自分のベストを尽くさないのかに関しての不満が主に述べられました。

□解　説

○アセスメント

さて，これらの情報からFさんのアセスメントをどのように行えば良いでしょうか。まず，Fさんが注意欠如多動症かどうか一定程度の説得性をもった評価を行うことが必要でしょう。精神科や心療内科での診療においては，Fさんを注意欠如多動症と診断するには先に述べた診断基準の，それぞれの症状（項目）のうち，「いくつかの項目が12歳以前に存在している」「家庭，学校，職場など複数の状況で認める」「社会・学業・職業的機能や質を損なっているという明確な証拠がある」という条件を満たしていることが必要です。診断基準から考えると，Fさんが注意欠如多動症と診断できないことは明らかです。その基本的な診断要件でさえ，現在の過剰診断ブームの中でおざなりになっていることを，ここでも強調しておきます。

過剰診断に陥らないために重要なことは，目の前にある症状ばかりに着目するのではなく，「○○という症状はあるが，△△という症状はない」というように，あらゆる可能性を考慮してしっかり見立てることが必要です。つまり，除外診断を行うことや，診断基準に則した根拠のある仮説（見立て）を立てることが重要なのです。

ただし，いかなる場合にも，心理職にとって仮説は仮説の域を出ないと自覚すること，仮説と思い込みは異なるということ，仮説は正確なアセスメントに基づいており，具体的なケアプランに結び付かなければ意味がないことを知っておきましょう。

○どういったサポートやケアを行うか

さて，企業だけでなく，家族や学校などで個人をアセスメントする場合に個別の事情や特性と集団力動（グループダイナミクス）をバランスよく見渡す必要があります。そして，後者による影響が個々人に与える影響が見逃せない場合には，それを把握して，必要な際には，何らかの形で働きかけを行うことも必要です。

DさんとFさんのケースを評価すると，Eさんが抜けた後は，それまで順調に進んでいたプロジェクトに何らかの影響が生じていることは明らかです。Eさんのもとで働いていたDさんとFさんに対して，Eさんが転勤した後に，部下などからのクレームが出ているという現状を考えたとき，DさんやFさんに個別のケアを行うだけでなく，グループに何らかの問題が起きていることを考慮して方向性を考える必要があるでしょう。

○Fさんへのケア

まず，Fさん単独にケアあるいは助言可能なことがあるかどうかを考えてみましょう。Fさんは自己肯定感が高いと思われますが，配置換えなどにより自責的になったり，自己肯定感の低くなる人が少なくありません。このような人には，自己肯定感がそれ以上低くならないように関与することが大切です。

過剰診断も含めて，アダルトADHDあるいは自閉スペクトラム症を自ら疑って医療機関を受診するケースでは，うつ状態を呈していたり，うつ状態に至るまでの過程で他人から障害者のレッテルを貼られたり，失敗の連続で自己肯定感が低くなっていることが少なくありません。

一方で，一見強がっている，あるいは攻撃性が高く，自己肯定感が高いように見える人でも，意外に打たれ弱い，あるいは，もろいプライドで自分を支えている人もいるので，その辺は経験的に見抜いていく作業が必要です。

また，自己肯定感を過剰に低めないよう配慮をした上で，ハラスメントとも思える発言があった場合には，きちんと指摘することが必要になります。少し具体的に述べますと，自閉スペクトラム症あるいは注意欠如多動症的な傾向のある人の場合には，往々にして「人の気持ちを傷つけるような配慮を欠く発言を控えるように」というニュアンスを伝えただけでは十分に伝わらないことがあるからです。

これらの人々には，どのような言動や行動が人を傷つけるのかあるいは配慮を欠くのかということが抽象的な指摘だけではイメージしにくいということが往々にしてあります。

そういった場合には抽象的な言い方ではなく，より具体的に示した方が効果的です。

方法としては，まず一般的な注意を行い，改善しないような場合や抽象的な概念の把握が苦手だと思われる場合には具体的に指摘するなど，段階的に指導することが妥当でしょう。

また「ハラスメント」あるいは「迷惑行為」などという概念自体も，あいまいで年代や個人によってとらえ方が多種多様です。

さまざまなマニュアルが示されていますが，概念自体があいまいさを含んでいるので，たとえば「あなたの行為はハラスメントに該当するおそれが高い。ハラスメントの基準は，その被害を受けた人がどう感じるかということである。具体的にはあなたのこの言動がハラスメントに該当すると思われる」とハッキリと伝える方が本人のためにもなります。

さて，全体へのサポートの箇所で述べますが，今あげたような言動や行動に象徴されるような事柄が顕在化して，チーム内の関係がギクシャクする場合には，そもそも個人あるいはチームの能力を超えた課題が課せられていることも往々にしてあるので，同時に，そういうことがないかどうかを検討することも必要です。

ここであげた，「自己肯定感を高めるような共感的・支持的なアプローチ」「個々のケースに応じて得意な能力を引き出し，苦手な場面を可能な限り取り除く」「抽象的・あいまいな概念が不得手な人には，より具体的なイメージがわくように言葉だけでなく，イラストなどを提示する」といったケアの技法は，発達障害全般のケアとしても取り上げられていますが，チーム全体のアプローチとしても有効です。

また，障害者枠で働いている人がいれば，同じ技法を適応することが望ましいといえます。

○チーム全体への会社側からのサポートについて

最後に，このプロジェクトチーム全体へのサポートに関して考えてみましょう。

再三述べているようにEさんが転勤して，DさんとFさんが，Eさんが行っていた業務を兼任し始めた頃からチーム全体のバランスが崩れ問題が発生しました。また，このままチーム全体への関りを怠っていると，DさんやFさんのみがスケープゴートになってしまいかねないという点にも注意を払う必要があります。

この問題を放置すると，本人たちの不利益になるだけでなく，根本的なチーム全体の問題解決にもならず，誰かがスケープゴートになることが繰り返され，チーム全体，ひいては企業全体にマイナスを及ぼす負の連鎖を招きかねないからです。

チーム全体へのサポートにはいくつかの案が考えられます。

総論的には，Eさんがいたときのように，チームが有効に機能していた状態に近づける具体策を模索するのが良い方法だと考えられます。

さらに具体的にいうとDさんとFさんが，Eさんがいた頃のように，元来持っている能力を発揮できるような状態に戻す試みが有効だと言えます。その方法として，一つは，部外あるいはプロジェクト以外の人間で対外交渉などに経験豊富な人材を新たに配置する方法です。

もう一つは，年齢が若くても，対人関係があまり苦痛にならないような人材をプロジェクトの内部から抜擢する方法もあるでしょう。また，両方を組み合わせて，対外的なことはベテランがサポートをしつつ，新たな人材を時間をかけて育てるのも有効な方法かも知れません。

また，そもそもプロジェクト自体の課題がDさん，Fさん以外の人間にも過大な負担をかけていないかをよく聞きこみ，場合によっては一時的な目標の下方修正を行い，しばらく態勢を立て直すための時間を稼ぐことも有効な方法となりえます。

おわりに

本書は産業保健に興味をもつ，すべての人に向けた入門書です。

21世紀に入り，現在の経済市場，そして，その主役である企業は，ますます巨大化しつつあります。

我が国においても，終身雇用制度は過去のものとなり，成果主義が常識となりつつあります。その中で社員のノルマは厳しさを増しており，その心身の健康はおびやかされているのが現状ではないでしょうか。

一人でも多くの人に，もっと企業の現状について伝えたい，企業や社員たちの実態についても詳しく知ってほしい。

本書は，このような趣旨のもとに書かれました。

類書と異なる点は，様々な分野の専門家により執筆されていることです。著者は弁護士，人事担当の管理職，精神科医，産業医，大学（院）の教員として長年心理職の指導に当たる医師など多岐にわたります。

これらの人間が，それぞれの立場から可能な限り平易に，企業における社員のメンタルヘルスなどについて記述しています。

執筆に際しては，単にカウンセリングの効能や，企業における問題を羅列するのではなくケースや図表を多用して，理解しやすくなるように工夫しました。

本書が心理職のみならず，企業に従事する社員の方々，これから企業に入って活躍しようとしている大学生など幅広い読者層のための実践書，入門書として活用されるのであれば望外の喜びです。

池田　健

「健康経営®」は、NPO法人健康経営研究会の登録商標です。

職場でのカウンセリング
——心理職のための手引き——
ISBN 978-4-7533-1238-2

編著者
財津 康司／池田 健

2024年3月25日　初版第1刷発行

印刷・製本 ㈱太平印刷社

発行 ㈱岩崎学術出版社　〒101-0062 東京都千代田区神田駿河台3-6-1
発行者　杉田 啓三
電話 03(5577)6817　FAX 03(5577)6837